DR. MICHAEL HAMM
FRIEDRICH BOHLMANN

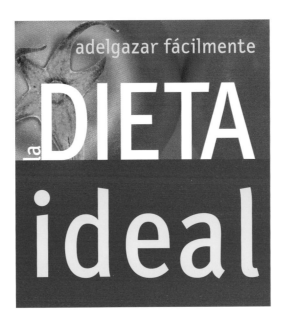

adelgazar fácilmente

la DIETA ideal

> Figura duradera con el método del semáforo

> Adiós al recuento de calorías y al efecto yoyó

> Llevada a cabo con éxito por varios candidatos

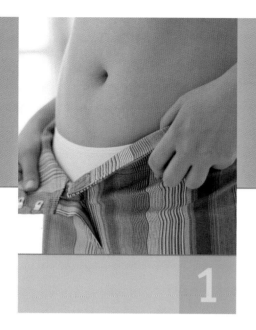

1

Adelgazar
de forma ideal

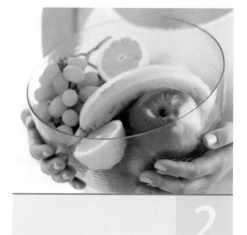

2

Índice

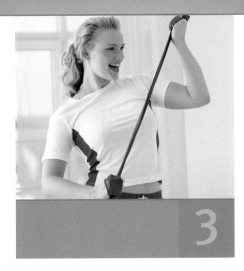

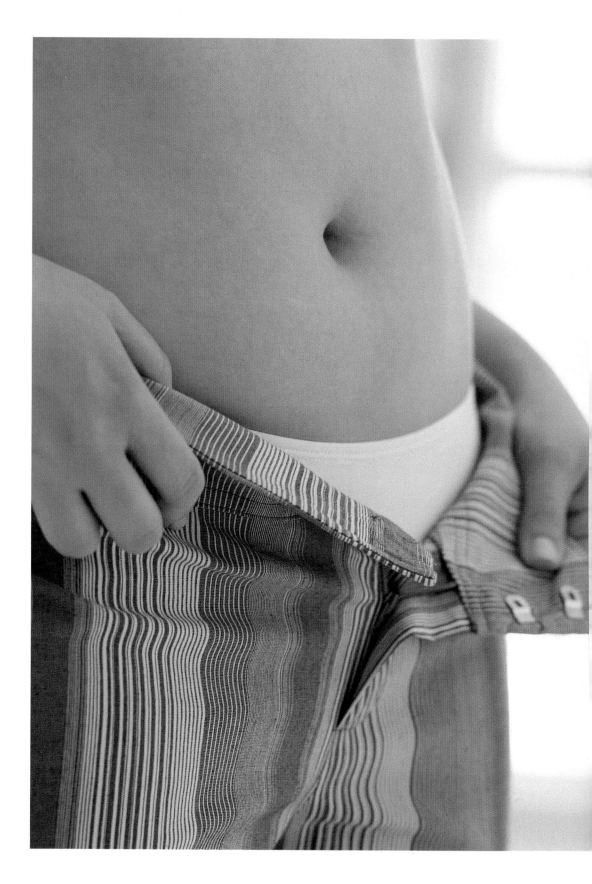

Adelgazar de forma ideal

1

Adelgazar con éxito sólo es posible mediante un cambio duradero de los hábitos alimentarios y de vida. Este enfoque holístico refleja precisamente el significado original de la palabra «dieta», que procede del latín «diaeta» y ésta, a su vez, del griego «diaita», y que significa «manera de vivir, régimen de vida».

Cómo utilizar este libro

→ Páginas verdes

Vía libre para perder kilos. Las recetas verdes a partir de la página 82 constituyen el mejor comienzo: recetas sin compromisos para todos aquéllos que quieran empezar la dieta y tengan que tener cuidado con los hidratos de carbono. Combínelas con ejercicios suaves.

→ Páginas amarillas

Para todos aquéllos que adelgacen con más facilidad o que prefieran hacer deporte regularmente en vez de llevar un estricto control de calorías y grasas. Averigüe a partir de la página 120 si y cómo puede incluir las recetas amarillas en su plan alimentario, para adelgazar de forma acorde con su tipo de sobrepeso o para mantener su peso deseado.

→ Páginas rojas

Como también mientras se adelgaza están permitidas de vez en cuando las excepciones, a partir de la página 142 encontrará recetas con poca grasa para golosos. Y para que las excepciones no se reflejen en la balanza, deberá realizar varias veces a la semana ejercicios musculares y de resistencia.

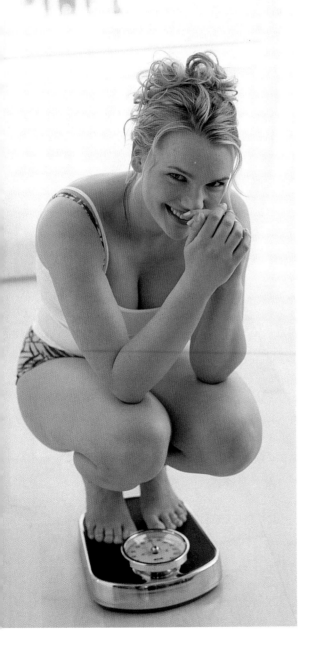

Las modas dietéticas vienen y van, pero todas tienen algo en común: cada nueva dieta se presenta como panacea definitiva que invalida todas las estrategias anteriores. Los mayores vaivenes en este sentido los han sufrido los hidratos de carbono, considerándose unas veces terribles engordantes, para pasar a considerarse otras como energizantes o incluso adelgazantes. Con la grasa ha ocurrido algo similar. Así, la culpabilizante divisa «la grasa engorda» de los defensores de la dieta baja en grasas, se ve combatida por las provocativas –y, a primera vista, seguramente poco creíbles– tesis de los detractores de la misma, tales como «la grasa adelgaza» o «en forma a base de grasa». Tales simplificaciones y soluciones universales para el sobrepeso como fenómeno de masas no tienen en cuenta, no obstante, los complejos procesos metabólicos del organismo ni los diferentes condicionantes individuales. Y es que cada individuo tiene sus propias necesidades alimentarias y su propia estructura física y psíquica únicas.

¿Por qué es ideal esta dieta?

Seguramente usted tiene este libro en sus manos porque, al igual que otras muchas personas, no se siente satisfecho con su figura. Y probablemente ya cuente además con numerosas experiencias frustrantes debido al efecto yoyó de muchas dietas tras las que a menudo se vuelven a coger rápidamente

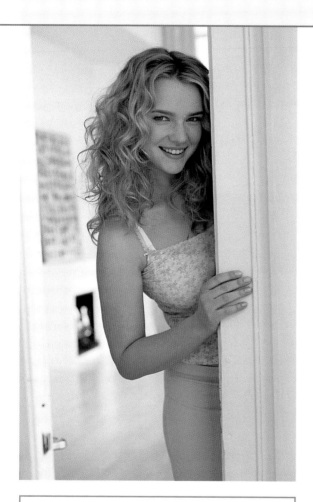

Con la dieta ideal podrá plantear
batalla a los kilos sin agobios.

incluso más kilos de los que se habían perdido previamente. Mientras menos coma y mientras más pretenda perder peso rápidamente mediante dietas rigurosas, tanto más se alejará de su meta. Deje atrás el estrés y la frustración del régimen, y encuentre por fin la solución para salir de las trampas dietéticas a través de su dieta ideal.

Aquí le ofrecemos una dieta con la que podrá disfrutar de variedad, no tendrá que pasar hambre y que además será beneficiosa tanto para su salud como para su bienestar. Así, en vez de mal humor, ansiedad, apatía y falta de energía, con la dieta ideal tendrá el vigor necesario para elevar su nivel de actividad diario, así como para quemar las grasas suficientes mediante el ejercicio físico, y adquirir y mantener una buena figura.

Si quiere empezar de inmediato con la dieta, adelante: diríjase directamente a las páginas de recetas resaltadas en verde. Con ellas no es posible cometer errores, ya que le proporcionarán la grasa y los hidratos de carbono justos para adelgazar y mantener la línea de forma duradera. El resto, por ejemplo, por qué esta nueva dieta es tan sana y tan efectiva a la vez, puede leerlo más adelante.

Probada con éxito

La presente dieta no sólo ha sido desarrollada sobre una base teórica y siguiendo las directrices científicas más recientes, ya que ello sólo no bastaría para que le diéramos el calificativo de «ideal». Además, un grupo de personas con sobrepeso puso en práctica la dieta ya durante la fase de concepción perdiendo entre 5 y 17 kilos en un periodo que varió entre los dos y los siete meses. Adicionalmente rellenaron formularios de críticas y cada semana se recopilaron y discutieron exhaustivamente las propuestas de mejora para hacer que la dieta fuera aún mejor, más apta para la oficina y la vida diaria, y también para la vida en familia. Las sugerencias del grupo de candidatos se han integrado en

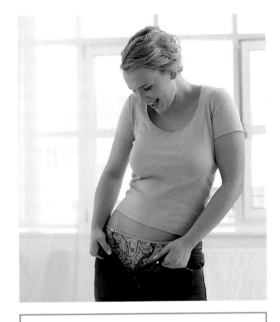

Un objetivo frecuente: poder volver a ponerse el pantalón favorito.

El consejo ideal

Apta para la oficina

La dieta ideal es especialmente adecuada para aquéllos a quienes les gusta comer alimentos frescos en la oficina, pues con sólo unos tomates, pepinos, zanahorias, pimientos y algunas hojas de lechuga se puede preparar rápidamente por la mañana una apetitosa ensalada. Estas verduras pueden comprarse con anticipación, ya que en la nevera se mantienen frescas durante tres o cuatro días. Prepare el aliño en grandes cantidades y consérvelo en una botella. Así sólo necesitará sacar cada vez la cantidad que necesite o puede llevarse directamente la botella a la oficina.

las propias recetas o las complementan en forma de consejos prácticos.

En el presente libro encontrará un gran número de experiencias prácticas, consejos útiles y observaciones que harán que adelgazar le resulte más fácil que nunca. Asimismo le desvelamos de forma precisa cómo enfrentarse a los ataques de hambre voraz, la frustración y el desánimo.

Lo conseguí:

Nina, 29 años, 164 cm, redactora, −5 kg

Especialmente la tripa y los muslos me los veo demasiado gordos. Hasta ahora, después de hacer una dieta, antes o después siempre he acabado volviendo a engordar. Además, el médico también me recomendó perder algunos kilos, ya que tengo problemas con el colesterol. Me gustaría perder ocho kilos en total, ya que con ese peso es como mejor me he sentido siempre.

La motivación:

Cuando estoy más delgada hago más deporte. Y en cuanto hago deporte regularmente, después del trabajo tengo la energía para trabajar por las noches en mi primera novela.

Antes: «Conozco a muchas mujeres rellenitas de muy buen ver, pero yo prefiero estar más delgada.»

Cómo me fue y por qué tuve éxito:

Otros tres kilos y habré alcanzado mi peso deseado a pesar de que de vez en cuando me saltaba el régimen comiendo ositos de goma o dejando de hacer los ejercicios. Entonces me ponía a hacer otra vez las recetas verdes y a intentar sacudirme el pánico que me invadía cuando la aguja de la báscula volvía a subir haciendo deporte. Y funcionó bastante bien. La dieta es un motor magnífico: me siento como si pudiera arrancar árboles con la mano. Y con cada kilo perdido crecía mi autoestima, lo cual supuso un enorme incentivo para marcarme nuevos objetivos en el trabajo y como escritora. ¡Gracias!

Lo que se me hizo más cuesta arriba:

Mi tripa seguía estando gorda, así que empecé a pensar que la dieta no servía para nada. Entonces, al medirme me di cuenta de que en el resto de las zonas había adelgazado. Parece ser que eso se debía a problemas digestivos derivados de mi intolerancia a ciertos alimentos. Cuando seguí la dieta a rajatabla, desaparecieron. También fue difícil debido a que yo siempre he hecho mucho deporte, por lo que el indicador de la balanza sólo se movía muy lentamente hacia abajo, e incluso a veces volvía a subir, lo cual era bastante frustrante. Son cosas que pasan cuando uno sustituye la grasa por masa muscular. Sólo hay que ser perserverante.

Mi mejor vivencia:

El día que por fin, después de tres años, me pude poner mi pantalón de prueba me sentí absolutamente feliz. También me empezaron a gustar más mis brazos, y volví a ponerme tops sin mangas. ¡Una sensación maravillosa!

Mis próximos objetivos y cómo pienso lograrlos:

Adelgazar otros tres kilos sería genial. Ahora tengo que ver cómo puedo continuar con la dieta con mi nuevo trabajo. No creo que sea problema, ya que el libro ofrece muchos consejos para personas que trabajan.

Después: «Afortunadamente ahora ya no tengo que ir cargando con tantos kilos.»

Lo conseguí:

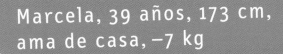

Marcela, 39 años, 173 cm, ama de casa, −7 kg

Con la ayuda de un saciante artificial ya había conseguido perder 18 kilos en poco tiempo, pero no era bueno para el tejido conjuntivo. Ahora estoy siguiendo por primera vez una dieta, quiero adelgazar despacio y encontrar una alimentación con la que pueda mantener el peso.

La motivación:

En el armario tengo todavía un pantalón precioso de seda roja que no me puedo poner desde hace más de dos años. Quiero adelgazar cinco kilos para poder volvérmelo a poner.

Antes: «Comer es una de mis aficiones, por lo que no quiero ninguna dieta estricta que esté llena de prohibiciones.»

Cómo me fue y por qué tuve éxito:

En las primeras dos semanas la báscula no se movió en absoluto. Además, al principio me costó acostumbrarme a hacer recetas nuevas, de modo que tenía que ir a la compra todos los días. Eso me costó, pero cuando empecé a perder medio kilo por semana, me sentí muy bien. Las recetas amarillas también les encantan a mis hijos y a mi marido, y las verdes, más estrictas, las complemento con pasta o patatas para mi familia. De este modo, con poco esfuerzo adicional he perdido siete kilos y sigo perdiendo.

Lo que se me hizo más cuesta arriba:

Al principio tuve que luchar con frecuencia contra los ataques de hambre. En esas ocasiones comía algunos dulces, pero sólo sin grasa como las gominolas.

Mi mejor vivencia:

El poder volver a usar la talla 38 cuando antes necesitaba la 42. Y el pantalón rojo me vuelve a caber. Bueno, en la cintura todavía me aprieta, pero aun así me quedé muy sorprendida al ver que había alcanzado mi meta.

Mis próximos objetivos y cómo pienso lograrlos:

En cualquier caso quiero que mi querido pantalón rojo me vuelva a quedar perfecto. Por eso sigo adelgazando aunque sin presión. Ahora como más fruta y verdura, y mucho pescado. Así, adelgazar no resulta duro. Y ahora incluso las raciones de los restaurantes me resultan demasiado grandes. Hace poco incluso me puse malísima. Y es que mi organismo se ha adaptado totalmente a la dieta. Así seguro que perderé todavía dos o tres kilos más.

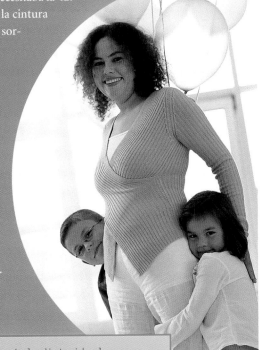

Después: «Me resultó fácil seguir la dieta ideal ya que no tengo que cocinar aparte para mi familia.»

Lo conseguí:

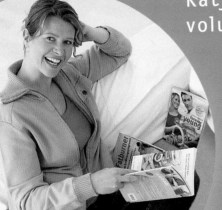

Katja, 32 años, 177 cm, voluntaria, −7 kg

Yo necesito una dieta que sepa bien, sea fácil de preparar y quite el hambre, lo cual seguro que es mucho pedir de una dieta. Además me intrigaba saber si tendría más éxito con la dieta ideal después de haber perdido sólo dos kilos con los Weight Watchers.

La motivación:

Me sentía demasiado gorda en general y estaba decidida a perder alrededor de 12 kilos. Además, me había propuesto volver a hacer más deporte y salir a correr todos los días.

Antes: «Me gusta comer bien y disfrutar de la comida pero quiero adelgazar 12 kilos.»

Cómo me fue y por qué tuve éxito:

Me resultó muy fácil, ya que no tuve que cambiar radicalmente mi alimentación. El muesli por las mañanas en vez de las tostadas estaba bueno y también el comer mucha fruta me hizo bien. Las ganas de comer chocolate y dulces desaparecieron pronto. Mi organismo se adaptó rápidamente a la nueva alimentación. Al cabo de sólo dos meses ya había logrado mi primer objetivo: perder siete kilos. La única excepción a la dieta fueron los almuerzos, ya que en vez de cocinar de régimen, iba con mis compañeros al comedor de la empresa, donde siempre comía mucha verdura y ensalada con poca salsa.

Lo que se me hizo más cuesta arriba:

A menudo tengo invitados los fines de semana. Si bien los invitados también pueden comer de las recetas de la dieta, ya que no saben realmente a dieta, también voy a menudo con ellos al restaurante sin atenerme a normas dietéticas. Por suerte eso no me ha hecho flaquear en mis propósitos. Simplemente me permito las excepciones y al día siguiente sigo con la dieta. Ahora tenemos mucho trabajo en la oficina y en esas circunstancias el grupo de colegas nos tomamos un helado o chocolate como recompensa. Además, por el mismo motivo, tampoco estoy haciendo footing. Y a pesar de todo estoy manteniendo el peso. El resto de kilos los adelgazaré cuando pase el estrés.

Mi mejor vivencia:

Cuando varios conocidos me dijeron «¡has adelgazado un montón!» me sentí absolutamente feliz.

Mis próximos objetivos y cómo pienso lograrlos:

En cuanto el trabajo me deje un poco más de tiempo libre, volveré a cocinar las recetas verdes y a hacer footing. Así seguro que pierdo otros cinco kilos: mucho más de lo que me hubiera atrevido a soñar al principio.

> Después: «Esta dieta sencilla y rápida me ha convencido. Ahora quiero adelgazar otros cinco kilos.»

Lo conseguí:

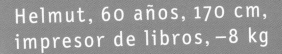

Helmut, 60 años, 170 cm, impresor de libros, −8 kg

Siempre he cuidado mi peso. Creo que es importante cuidar la salud y no comer así sin más ni más. Por eso me gustaría encontrar una dieta que sea tan sana, equilibrada y variada que pueda seguirla de forma continuada.

La motivación:

Practico la vela a menudo y quiero seguir estando en forma para practicarla también cuando me jubile. Además también quiero poder mirarme al espejo con agrado y sentirme bien dentro de unos años. Mi mujer lo ve de igual manera. Así hacemos la dieta juntos y nos motivamos mutuamente.

> Antes: «Tengo 60 años y quiero seguir estando en forma cuando me jubile. Para ello sería ideal pesar ocho kilos menos.»

Cómo me fue y por qué tuve éxito:

Con las estrictas recetas verdes echaba de menos las patatas y la pasta, pero el resultado fue convincente: perdí dos kilos en diez días. Aunque para ello también prescindí de la copa de vino que solía tomar por la noche. Lo que mejor me va es una mezcla de las recetas verdes y las amarillas. Así perdí ocho kilos en sólo dos meses. Y ello sin tener que pasar nunca hambre y con platos que sabían sorprendentemente bien, pues no saben en absoluto a dieta. Así no resulta difícil acostumbrarse a este plan alimentario.

Lo que se me hizo más cuesta arriba:

Me gusta comer y beber con mis amigos. A veces, incluso más de lo que debiera. Pero no es algo que quiera dejar de hacer. Por eso, durante las vacaciones con los amigos volví a engordar algún kilo. Pero creo que, teniendo en cuenta el éxito global de la dieta, es algo que me puedo permitir.

Mi mejor vivencia:

Lo más bonito sin duda fue el haberlo logrado junto con mi mujer. Y, lógicamente, también me alegraron las alabanzas de mis compañeros, ya que el éxito se hizo visible en seguida.

Mis próximos objetivos y cómo pienso lograrlos:

Mi mujer y yo ya hemos logrado con creces el objetivo de adelgazar ocho kilos, y hemos mantenido el peso ya durante tres meses aunque con ligeras oscilaciones. En las próximas semanas quiero perder otros cuatro kilos. Para ello, volveré a restringirme a las recetas verdes y a prescindir del vino.

Después: «También durante la dieta disfruté a tope de la vida.»

Lo conseguí:

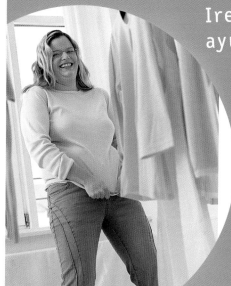

Irene, 27 años, 168 cm, ayudante de farmacia, −6 kg

A base de dietas bajas en grasa ya había adelgazado 16 kilos. Desde entonces sé perfectamente dónde acechan las grasas ocultas y conozco todos los trucos para economizar grasas. Pero al cabo de siete meses de estricta dieta baja en grasas necesitaba algo más variado.

La motivación:

Si bien ya he adelgazado mucho, otros cinco o diez kilos menos no me vendrían mal. Así tendría mi peso normal. Como primer paso hacia esa meta quiero perder cinco kilos.

Antes: «Estoy buscando una dieta equilibrada y personalizable.»

Cómo me fue y por qué tuve éxito:

En un principio me costó empezar la dieta. Después de la dieta baja en grasas no podía imaginarme que pudiera volver a adelgazar. Pero las recetas me atraían. Y al cabo de sólo dos semanas ya pesaba un kilo y medio menos, lo cual fue una absoluta sorpresa. A partir de ahí, no obstante, la cosa fue más despacio. Aunque seis kilos menos es un montón para mí. Por la noche como poco, pues a menudo no tengo tiempo de cocinar. Así es que con frecuencia tomo sólo leche o una ensalada de tomate con un poco de *mozzarella*. Aunque, como se puede ver, es suficiente, pues he mantenido el peso o más bien he adelgazado algo incluso.

Lo que se me hizo más cuesta arriba:

Por ejemplo, después de la deliciosa sopa de brécol, me entraron muchas ganas de comer algo dulce. Me faltaba algo. Pero, por suerte, al no encontrar chocolate en seguida, se me volvió a pasar ese repentino apetito. Más adelante me acostumbré a beber un vaso de zumo de frutas cuando percibía esos antojos. Y también tuve una fase de fijación con las patatas fritas, en la que alguna vez llegué a comer de las que se hacen en el horno. Y cuando tenía estrés en el trabajo, también comí algún merengue. Y a pesar de todo ello siempre seguí adelgazando.

Mi mejor vivencia:

El haber conseguido salir del agujero de la talla XXL y poder volver a vestir la talla L o incluso a veces la M.

Mis próximos objetivos y cómo pienso lograrlos:

En conjunto ahora como menos y por la noche ya no como tantos hidratos de carbono, como patatas o pasta, y en su lugar más verdura, a veces simplemente cruda. Y ahora hago más footing. De este modo quiero adelgazar otros cinco kilos.

Después: «Está claro que nunca voy a tener las medidas de una modelo, pero me siento totalmente satisfecha.»

Lo conseguí:

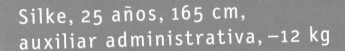

Silke, 25 años, 165 cm, auxiliar administrativa, −12 kg

Como soy obesa, he probado ya muchas dietas; pude perder 20 kilos con ellas y mantener el peso. Pero con el embarazo volvió a aumentar algo y los kilos que cogí no he podido volvérmelos a quitar. Por eso me decidí a probar la dieta ideal.

La motivación:

Lógicamente soy consciente de que el sobrepeso perjudica mi salud y de que corro el riesgo de sufrir un infarto o contraer diabetes. Y quiero evitarlo como pueda.

Antes: «Mi gran objetivo es conseguir de una vez por todas adelgazar 30 kilos.»

Cómo me fue y por qué tuve éxito:

Como no se pasa hambre resulta relativamente sencillo perseverar. Además, las recetas son fáciles de preparar. Como me gusta cocinar, varío mucho. Economizo con la grasa y sólo cocino pasta y patatas como acompañantes a los platos de verdura. A veces hago simplemente una pechuga de pollo a la plancha y la acompaño con verdura. El resultado provisional tras cinco meses han sido otros nueve kilos menos. No es ningún récord, pero estoy satisfecha.

Lo que se me hizo más cuesta arriba:

Al principio tenía que ir a la compra todos los días, lo cual me resultaba muy latoso. Ahora, en cambio, me planifico por adelantado y hago una compra grande que sirve para varios días.

Mi mejor vivencia:

Yo misma no me noto al mirarme si he adelgazado o no, pero la última vez que estuve en casa de mis padres se quedaron sorprendidos. Además, algunos pantalones sólo puedo ponérmelos con cinturón.

Mis próximos objetivos y cómo pienso lograrlos:

Que puedo adelgazar ya lo he demostrado. Y todavía quiero adelgazar otros 30 kilos, sin prisa pero sin pausa. Y sé que lo lograré, pues un día a la semana me permito pecar comiendo la pasta o las patatas fritas que me apetezcan. Dentro de poco voy a volver a trabajar después de la baja por maternidad. Entonces me llevaré fruta o verdura a la oficina y comeré en el comedor ensaladas aderezadas simplemente con aceite y vinagre.

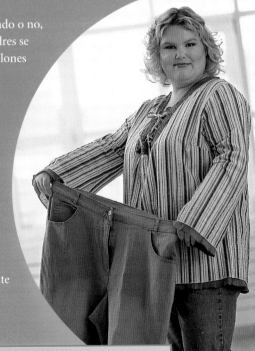

Después: «Este pantalón me está grande. Una increíble sensación de éxito para mí.»

Lo conseguí:

Iris, 38 años, 169 cm, secretaria, −17 kg

Hace tiempo estaba delgada y quiero volver a estarlo. Tengo que quitarme 30 kilos de encima. Sé que no puedo alcanzar mi objetivo en sólo unas semanas, pero cuento con suficiente energía interior, una voluntad de hierro, disfruto haciendo deporte y no me agobio. Todo eso me ayudará.

La motivación:

Sufro por mi sobrepeso, así es que la única solución es adelgazar. Ya he probado dietas de choque, ayunos totales y curas a base de sopa de repollo, pero sin éxito a largo plazo. Ahora quiero cambiar mis hábitos alimentarios con la dieta ideal.

Antes: «Adelgazar 30 kilos no es fácil pero, ¿por qué no va a funcionar si tengo voluntad?»

Cómo me fue y por qué tuve éxito:

Al principio adelgazaba un kilo por semana, lo cual me motivaba enormemente. Tuve tal fuerza de voluntad que incluso durante las vacaciones de esquí, cuando todos comían dulces de postre, yo me contentaba con poder probar un poquito. Ahora como siempre de forma racional: de este modo puedo prescindir tanto de los dulces como del picoteo salado por las noches. A la oficina siempre me llevo algo que pueda preparar allí de forma rápida y sencilla. Así no es difícil aguantar la dieta. Y ello sin ataques de hambre y con entusiasmo creciente.

Lo que se me hizo más cuesta arriba:

Cuando tengo mucho estrés o mis amigos me necesitan, dejo de seguir la dieta y no adelgazo tan deprisa. Aunque sé que puedo volver a la dieta en cualquier momento.

Mi mejor vivencia:

Se me ocurren varias. Por ejemplo, cuando durante una caminata en la montaña me di cuenta de que tendía mucho menos a quedarme sin aliento que antes. Además ahora hago footing en vez de marcha entre tres y cuatro veces a la semana. Estoy mucho más en forma y con una sensación corporal totalmente renovada. Y mi marido también se alegra, ya que ahora no tiene que estar esperándome siempre cuando hacemos senderismo.

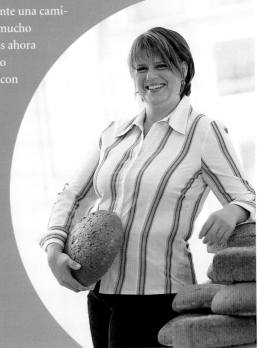

Mis próximos objetivos y cómo pienso lograrlos:

Está claro que 17 kilos no son suficientes, pero ahora ya conozco la filosofía de la dieta ideal y experimento yo misma con nuevas recetas. Con esta dieta ideal, sencilla y apta para el día a día, puedo integrar perfectamente mis planes de adelgazamiento en mi vida diaria. De este modo también conseguiré rebajar los próximos 10 o 15 kilos hasta alcanzar mi peso deseado.

Después: «Ya he perdido 17 kilos y con la dieta lograré mi ambicioso objetivo. Ya me siento feliz desde ahora.»

Lo conseguí:

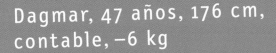

Dagmar, 47 años, 176 cm, contable, −6 kg

Si bien nunca he tenido sobrepeso, no quería resignarme al hecho de haber ido acumulando grasa en la tripa con los años. Así es que lo que necesitaba no era una dieta a corto plazo, sino modificar mis hábitos alimentarios

La motivación:

Me había propuesto quitarme cuatro o cinco kilos de encima y mantener ese peso a largo plazo. Para ello necesito una dieta que sepa buena al paladar y que no requiera invertir mucho tiempo en comprar y cocinar. Con las maravillosas recetas de la dieta ideal no me cuesta nada ser perseverante.

Antes: «Cuando las cosas son comprensibles no me cuesta ponerlas en práctica, como ocurrió con la dieta ideal.»

Cómo me fue y por qué tuve éxito:

Me gusta cocinar y con las recetas tan apetitosas no me resulta nada problemático adaptarme a la dieta. Además he logrado mi objetivo muy rápidamente: he adelgazado seis kilos en cinco semanas, lo cual es genial. Ni con curas de ayuno ni con la dieta CLM (come la mitad) conseguí más. También hago mucho deporte: voy dos veces por semana al gimnasio, el fin de semana a bailar y cuando hace buen tiempo hago footing.

Lo que se me hizo más cuesta arriba:

Pequeños baches hay siempre, pero realmente difícil no me resultó en ningún momento. Los fines de semana, cuando todos estaban relajados en casa, me apetecía a veces comer más. Entonces echaba mano de la fruta, el agua o el yogur. A veces no puedo evitar comer ositos de goma, pero no por eso fracasa toda la dieta.

Mi mejor vivencia:

Me alegra poder usar una talla menos de ropa. Y el hecho de que mis compañeros de trabajo y amigos me admiren. Ahora todos quieren que les cuente más sobre la dieta.

Mis próximos objetivos y cómo pienso lograrlos:

Quiero seguir con la dieta, no para adelgazar más, sino porque me he hecho totalmente dependiente de esta maravillosa sensación corporal. Me siento como una mujer nueva: corte de pelo nuevo, ropa nueva... Incluso he redecorado la casa siguiendo los principios del feng shui. Y también mis compañeros de trabajo han notado el impulso que me ha dado la dieta: están asombrados, porque desde entonces siempre estoy en forma y de excelente humor.

> Después: «Estoy satisfecha conmigo misma. He adelgazado y se nota claramente en los pantalones.»

Adelgazar
de forma fácil

¿Contar los ojos de grasa o desterrar los hidratos de carbono? Se acabó el dilema: apúntese a una
dieta que tiene en cuenta ambos nutrientes.

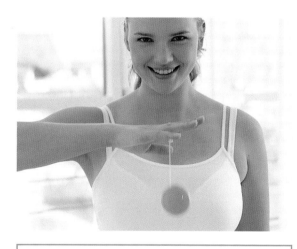

Después de muchas dietas los
kilos suben y bajan como un yoyó.

Cuando al mirarse al espejo críticamente se
descubren michelines que no quedarían
bien en bikini, es hora de empezar una dieta; y no son precisamente pocas las que hay.
Se calcula que existen unas 400 dietas adelgazantes, aunque la elevada cifra resulta en
buena parte de la fantasía de los creadores
de las dietas a la hora de bautizar sus respec-
tivas panaceas y sensaciones dietéticas.
No obstante, independientemente de si
usted sigue una dieta disociada, se alimenta

exclusivamente de huevos o patatas, evita la
grasa, los dulces, los hidratos de carbono o
todo a la vez, en cuanto vuelve a su forma
«normal» de alimentarse, también vuelven
los kilos. Y no precisamente pocos, de modo
que al año siguiente tendrá que volver a
hacer una nueva cura de hambre. Este fenómeno se denomina efecto yoyó. Si realmente quiere adelgazar y mantener el peso
alcanzado a largo plazo, deberá interiorizar
los siguientes principios básicos:
→ El balance calórico ha de estar equilibrado, lo cual quiere decir que la energía que se
ingiere con la comida hay que gastarla; en
caso contrario se engorda. A pesar de todas
las críticas que los recuentos de calorías han
recibido, sigue siendo válido que si come
más de lo que necesita, engordará, independientemente de si las calorías proceden de
grasas, hidratos de carbono, proteínas o
alcohol. Y que las personas que realizan
mucha actividad física, pueden permitirse
comer más. El trabajo sedentario propio de
nuestra sociedad moderna no nos lo pone
precisamente fácil.
→ La composición de la dieta ha de ser adecuada. Los chivos expiatorios de los últimos
años han sido unas veces las grasas, otras los
hidratos de carbono. Así la alternancia de

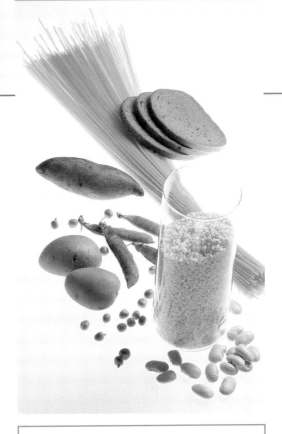

unas y otros como culpables ha llevado al desarrollo de principios dietéticos opuestos. Por una parte tenemos la dieta Atkins, es decir, una dieta extremadamente pobre en hidratos de carbono pero sin límite de grasas y, por la otra, las dietas bajas en grasa. Entre estas últimas resultan especialmente provocadoras las que abogan por la liberalización de los hidratos de carbono. De este modo, independientemente de si proceden

El **consejo ideal**

Antes de ponerse a adelgazar, averigüe si realmente está demasiado gordo. El índice de masa corporal (IMC) se considera la unidad de medida del sobrepeso. Puede calcular su IMC de la siguiente manera: IMC = peso en kilos, dividido dos veces sucesivamente por la altura en metros.

Ejemplo: 60 kg : 1,65 m = 36,36;

36,36 : 1,65 m = 22. Así, pesando 60 kg y midiendo 165 cm, el IMC se sitúa en alrededor de 22.

Los expertos consideran que

→ IMC menor de 19: peso insuficiente

→ IMC entre 19 y 25: peso normal

→ IMC entre 25 y 30: sobrepeso

→ IMC mayor de 30: obesidad

Con la dieta ideal no tiene que renunciar completamente a los hidratos de carbono.

de azúcar, almidón o fécula, con estas dietas se pueden comer tantos hidratos de carbono como se quiera, siempre y cuando se consuma poca grasa. En consecuencia, se empezaron a contar sólo las calorías de las grasas y no las calorías totales. Lo decisivo, sin embargo, es cuánto comemos y que los alimentos no contengan demasiada energía en forma de grasa, almidón y azúcar. Una dieta rica en fibras procedentes de fruta y verdura es la clave para adelgazar.

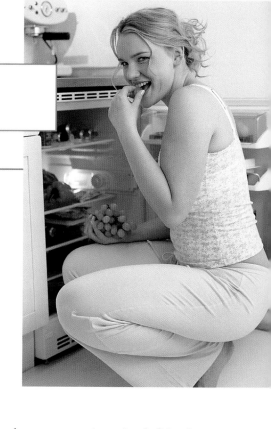

Cuando el hambre acecha, coma fruta: sabe bien y mantiene delgado.

→ ¿Cuántas veces al día se debe comer? ¿Es más adecuado realizar tres o cinco comidas al día? A esta pregunta no se puede dar una respuesta universalmente válida. Más bien dependerá de la persona en concreto: si se trata de niños y adolescentes, de adultos de peso normal con un alto grado de trabajo intelectual, de deportistas o de personas con sobrepeso que quieran adelgazar. En el caso de estos últimos un mayor periodo de tiempo entre tres comidas principales puede tener ventajas, ya que así, entre una comida y la siguiente, puede gastarse el azúcar en sangre y no surgen problemas con la insulina. Lea más al respecto a partir de la página 42. En general, se puede decir que cada persona ha de encontrar el ritmo de comidas que mejor se adapte a su tipo. No obstante, sí se puede decir que tanto el no comer casi nada durante el día y mucho por la noche de una vez, como el pasarse el día entero picoteando no son recomendables para nadie.

Nuestra dieta ideal

A pesar de todos los enfoques y argumentos enfrentados sobre la composición adecuada de una dieta de adelgazamiento y sobre el qué, el cuándo y el cuánto existe una regla fácil para llevar una gestión sana del peso: la dieta debe adaptarse a su persona, es decir, a su tipo metabólico y de actividad (véase test en la página 56). No todas las personas

almacenan energía con igual eficiencia y pueden movilizarla con la misma facilidad en caso de necesidad. A la hora de confeccionar su dieta, por tanto, es recomendable que aplique un principio: el del equilibrio. Por ello, hemos analizado los hallazgos científicos actuales combinando lo mejor de los enfoques serios.

Y de ello se deriva la dieta ideal, que no sólo se llama así, sino que también lo es, pues es:
→ fácilmente comprensible,
→ sorprendentemente sencilla,
→ apta para la vida diaria,
→ motivante, agradable al paladar y sana.
Resumiendo: ideal.

Lo mejor para todos los casos

Para la dieta ideal hemos modificado los dos métodos de adelgazamiento más populares, la dieta baja en grasas y la dieta del IG. La dieta baja en grasas y la dieta del IG tienen a primera vista planteamientos totalmente diferentes. El primer método recorta el suministro calorífico de las células adiposas, de modo que éstas no se rellenan en demasía. El segundo método, por su parte, se basa en la elección de los hidratos de carbono adecuados. IG es la abreviatura del índice glucémico, el cual indica la velocidad con la que un alimento hace subir el nivel de azúcar en sangre y con ello también cuánta insulina ha de producir el organismo para poder aprovechar dicho azúcar. La abundancia de insulina provoca hambre. Por tanto, los hidratos de carbono adecuados ayudan a mantener los ataques de hambre a raya. Y como entonces comemos menos, tampoco puede almacenarse demasiada gra-

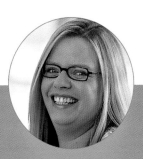

Entrevista

Dieta baja en grasa frente a dieta ideal

Pregunta: ¿Por qué te has pasado de una dieta baja en grasa a la dieta ideal?

Irene: Llevo comiendo hace tiempo según el método de la dieta baja en grasas , por lo que necesitaba nuevas ideas y quería conocer otras recetas para ampliar mi repertorio.

Pregunta: ¿No estabas satisfecha con la dieta baja en grasas?

Irene: No, no era eso. A fin de cuentas con ella he adelgazado con éxito durante mucho tiempo y me parecía sencilla, pero estaba buscando una dieta que tuviera en cuenta mi metabolismo individual, cosa que hace la dieta ideal. Ésta es más equilibrada que la dieta baja en grasas, pues no sólo concede importancia a las grasas adecuadas, sino también a los hidratos de carbono adecuados. Y éstos tienen, según me han explicado, una gran influencia sobre mi nivel de insulina, es decir, que también depende de ellos el que acumule grasa o la pierda. Decisivo para mí fue también el hecho de que las recetas de la dieta ideal llenan más y saben mejor.

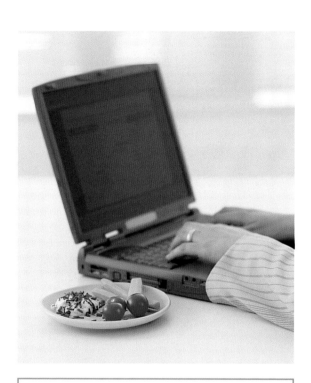

La dieta ideal: apta para la oficina y rica en energizantes para mentes creativas.

no necesitan economizar tanto en las comidas ni con las grasas ni con los hidratos de carbono.

El secreto del éxito, en cualquier caso, residirá en encontrar tanto la composición como los ejes principales adecuados para su persona. Si usted pertenece al tipo de personas que con una dieta baja en grasas y la liberalización de hidratos de carbono a ella asociada no adelgazan de forma satisfactoria, tendrá que vigilar más estrechamente los hidratos de carbono y su reacción glucémica (véase el «índice glucémico» en la página 48), dada su predisposición metabólica. Y viceversa: si a pesar de la reducción de los hidratos de carbono y de tener en cuenta el índice glucémico no consigue adelgazar, deberá reducir la grasa.

En resumen: a la hora de elaborar un plan dietético no se debe tener ni únicamente en cuenta el contenido en hidratos de carbono ni únicamente el contenido en grasa. Veamos dos ejemplos que ilustran este punto:

→ Las cosas para picar ricas en grasas permanecen más tiempo en el estómago hasta que se digieren definitivamente. Por ello, las patatas fritas de bolsa y otros aperitivos tienen un IG relativamente bajo, es decir, no elevan el nivel de azúcar en sangre tanto como podría hacerlo una comida baja en grasas, como por ejemplo unas patatas cocidas. No obstante, si las personas con sobrepeso piensan que pueden «nadar» en grasa y

sa. A partir de la página 48 puede leer cómo funciona en concreto.

No obstante, independientemente de si se sigue una dieta baja en grasas o una de IG, la ingesta y el gasto de calorías han de mantenerse en equilibrio. Ello implica que las personas que realizan mayor actividad física las patatas fritas de bolsa, los helados y el chocolate son más beneficiosos para su figura que las patatas cocidas y el pan, sólo porque estos últimos tienen un índice glucémico más elevado, se habrán alegrado demasiado pronto, ya que a base de comidas y cosas para picar grasas se ingieren en seguida demasiadas calorías.

→ El azúcar, el pan blanco y otros productos a base de harina, así como las bebidas refrescantes azucaradas son alimentos bajos o incluso libres de grasa, aunque ricos en hidratos de carbono. No obstante, el plato no está tan lleno y no sacian tanto como, por ejemplo, los productos integrales, la verdura, las legumbres y la fruta. Estos últimos llenan el estómago, mantienen la insulina a raya y sacian a pesar de tener pocas calorías. Y tienen la ventaja adicional de ser ricos en acompañantes naturales de los hidratos de carbono, como vitaminas, minerales, sustancias bioactivas y fibra. A la inversa, alimentándose a base de proveedores concentrados de almidón y azúcar, como los productos de harina blanca y las bebidas azucaradas, se pueden comer grandes cantidades sin llegar a saciarse, con lo cual en seguida se ingieren enormes cantidades de calorías. Además, esos hidratos de carbono a menudo provocan una fuerte elevación del nivel de la hormona insulina en la sangre, la cual dificulta la combustión de grasas.

En resumen: tanto con una alimentación rica en grasas como con una rica en hidratos de carbono, ingerimos demasiadas calorías y no adelgazamos. Necesitamos, por tanto, una dieta que haga un uso moderado tanto de las grasas como de los hidratos de carbono.

Sugerencia de Nina

Un refresco bajo en calorías

Durante las vacaciones de verano descubrí que cuando aprietan el calor y la sed de refrescos, ésta se puede saciar fácilmente sin por ello engordar sustituyendo el granizado de café, la limonada o el helado por el café con hielo que, además, se puede preparar fácilmente en casa: se endulza el café con sacarina, se vierte sobre un vaso frío con mucho hielo, se remueve y listo. Al que le guste, puede añadir un chorrito de leche desnatada. Sabe delicioso y refresca enormemente.

Aumentar los conocimientos para reducir el peso

Todo lo que debe saber sobre la grasa, los hidratos de carbono y el sobrepeso. Si conoce los procesos del organismo, adelgazará de forma más eficaz.

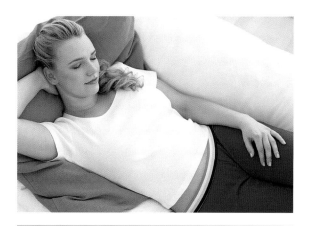

El estrés hace engordar. Por ello, trate de relajarse de vez en cuando.

con las comidas. La tesis de «la grasa engorda» se explica de la siguiente manera: la grasa tiene más del doble de calorías que los hidratos de carbono, es decir, una mayor densidad energética; se puede almacenar en el organismo de forma muy eficiente y prácticamente ilimitada sin apenas pérdida energética; los platos ricos en grasas saben mejor que los pobres en ellas, pero tienen un efecto saciante menor comparado con los voluminosos hidratos de carbono.

En el punto de mira: la grasa justa

Suprimir por completo la grasa es igual de pernicioso para la salud que su ingesta desmesurada. En vez de demonizar a la grasa por engordar y ser poco sana, uno debería concentrarse más bien en comer grasas beneficiosas para la salud, como el aceite de oliva y de semillas, que es rico en ácidos grasos monoinsaturados, y los ácidos grasos omega 3 presentes en el pescado azul de agua salada (véase página 34).
En conjunto, se puede decir que una alimentación rica en fibra (véase página 38) procedente de alimentos ricos en hidratos

Las opiniones de los científicos sobre la relación existente entre la ingesta de grasas a través de los alimentos y el sobrepeso están divididas. Mientras unos afirman que el sedentarismo contribuye más al sobrepeso que la grasa de las comidas, otros autores dan explicaciones bastante plausibles de por qué sobre todo el exceso de grasa en las comidas hace engordar. Como prueba de ello argumentan que en los países industrializados hay un mayor número de obesos, ya que allí se consume más cantidad de grasa de carbono –especialmente en forma de verduras, productos integrales, legumbres y fruta–, combinada con un consumo moderado de grasas, constituirá la clave del éxito de la dieta. En consecuencia, la dieta ideal se basa en la doble estrategia de llevar una alimentación con grasas sanas al estilo de la cocina mediterránea (véase «consejo ideal» en la página 59) y teniendo en cuenta también los hidratos de carbono orientándose

El consejo ideal

Coma mucha fruta y verdura cruda, ya que ambas contienen abundantes fitoquímicos. Los fitoquímicos o fitonutrientes son compuestos secundarios sintetizados por las plantas (pigmentos, aromas, toxinas...) que les sirven para librarse de enfermedades, protegerse de sus enemigos o crecer mejor. Y estas sustancias que son buenas para las plantas, también tienen repercusiones positivas sobre nosotros, ya que refuerzan las defensas e influyen positivamente sobre el metabolismo del colesterol y el azúcar. Entre los fitoquímicos se encuentran los carotinoides en zanahorias, albaricoques y tomates (licopina), la saponina en las legumbres y los flavonoides en las bayas rojas.

El picoteo ideal para adelgazar: hidratos de carbono en forma de fruta con yogur semidesnatado.

hacia los alimentos con un índice glucémico favorable. De este modo mejorará la calidad de su alimentación, ya que los alimentos propuestos contienen numerosas vitaminas y minerales, así como diversos fitoquímicos beneficiosos para la salud (véase «consejo ideal» a la izquierda). Además, comerá automáticamente menos grasa, ya que su plan alimentario contiene fruta y verdura en abundancia. Por otra parte, no tendrá que reducir el consumo de grasa tan drásticamente como con las dietas clásicas bajas en grasas con las que está permitido excederse

33

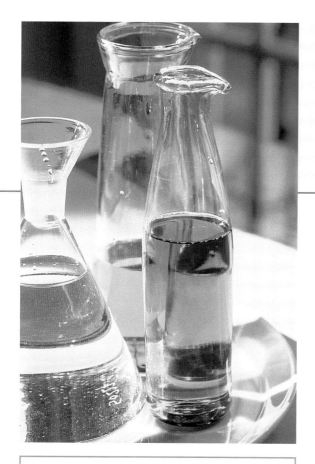

No suprima indiscriminadamente la grasa.
El organismo necesita aceites vegetales.

con los hidratos de carbono, independientemente de que se presenten en forma de
almidón en la harina o de azúcar en refrescos o chucherías. Así, con la alimentación
normal en grasas, no tendrá que temer los
impopulares platos magros. Dado que este
tipo de alimentación es agradable al paladar,
será más fácil que permanezca fiel a la dieta.
Si, además, se decide a elegir grasas con los
beneficiosos ácidos grasos monoinsaturados
y con ácidos grasos poliinsaturados omega
3, orientándose a la cocina mediterránea
(véase «consejo ideal» en la página 59),
también conseguirá al mismo tiempo que
mejoren sus niveles de azúcar y colesterol
en sangre.

No todas las grasas son iguales

Hasta ahora sólo se ha hablado de grasas
convenientes y no convenientes, pero ¿qué
son realmente las grasas? Son compuestos
químicos relativamente complejos con tres
ácidos grasos. El tipo de ácidos grasos presentes es el que marca la diferencia entre las
distintas grasas.

→ Los ácidos grasos saturados pueden ser
sintetizados por el organismo y además se
ingieren con la comida. Mientras más sólida
sea una grasa alimentaria, más ácidos grasos
saturados contendrá. Los fiambres y embu-
tidos, la carne, el queso y el aceite de coco
contienen ácidos grasos saturados.

→ Los ácidos grasos insaturados se dividen
en dos subtipos: los ácidos grasos monoinsaturados y los poliinsaturados. El represen-
tante más conocido de los monoinsaturados
es el saludable ácido oleico proveniente del
aceite de oliva y del aceite de semillas. Al
gran grupo de los ácidos grasos poliinsaturados pertenecen los ácidos grasos omega 3.
A partir de estos ácidos grasos el organismo
sintetiza sustancias protectoras del corazón
y los vasos sanguíneos. Los aceites de semillas
de colza y de soja contienen ambos: ácidos
grasos monoinsaturados y ácidos grasos
omega 3. Y el pescado azul de agua salada,
como el salmón, la caballa, el arenque o el
atún, es la mejor fuente de ácidos grasos
omega 3. Coma pescado dos veces por

semana y utilice aceite de semillas para aderezar la ensalada o para rehogar la verdura. Por el contrario, un exceso de grasas saturadas e hidrogenadas perjudica tanto a la salud (especialmente al colesterol) como a la línea. El organismo acumula grasas sobre todo cuando comemos demasiado y la mayor parte de los alimentos contienen grasas de

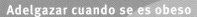

Entrevista

Adelgazar cuando se es obeso

Pregunta: Ya has perdido 20 kilos y quieres adelgazar otros 30 con la dieta ideal. ¿No necesitas una voluntad de hierro y mucha paciencia para conseguirlo?

Silke: Lógicamente siempre te gustaría que fuera más rápido, aunque entretanto me he acostumbrado a perder medio kilo por semana y estoy totalmente satisfecha. Soy consciente de que necesitaré mucho tiempo para alcanzar mi peso deseado, pero puedo sobrellevarlo bien. Entretanto me he demostrado que puedo lograrlo incluso si el proceso no se hace más fácil. Fases de desánimo no tengo, ya que me permito comer cada día un trozo de chocolate con lo que calmo mi principal apetito.

Pregunta: ¿Y no es perjudicial recompensarse con comida?

Silke: Esos «pecadillos» precisamente son los que me hacen llevadera la dieta. Con ellos no arruino el éxito, sino que me motivo. Aunque también lo hago con un concierto, yendo al cine o de compras. Es decir, no es que tenga obsesión con la comida, pero a veces me gusta celebrar un éxito en la dieta con una buena comida. Dentro de poco bajaré de la barrera de los 100 kilos. Para entonces ya tengo planeada una comida con una amiga. Y si ese día me excedo demasiado, lo compensaré comiendo sólo fruta al día siguiente.

alto aporte calórico. Dada su gran densidad energética, con ellas se alcanza en seguida la cantidad de energía necesaria y cuando el gasto calórico es bajo, incluso se sobrepasa rápidamente. En consecuencia, las personas que llevan a cabo trabajos físicos pueden hacer un mayor uso de ellas que las personas que desarrollan trabajos intelectuales y de oficina. Hemos visto que cuando se ingieren demasiadas calorías, un exceso de grasa hace engordar. ¿Y cómo se comportan los hidratos de carbono?

Entrevista

Estancamiento durante la dieta

Pregunta: ¿Tuviste periodos en los que, a pesar de la dieta, apenas adelgazabas o no adelgazabas nada?

Iris: Hubo dos semanas en las que no perdí ni un gramo. Aunque como sabía por otras dietas anteriores que pueden darse esas fases, me decía que era normal. Entonces vino una fase de estrés y me apeteció probar también algunas recetas amarillas además de las verdes que ya me habían dado buenos resultados. Así pude mantener el peso sin problemas. Cuando el estrés disminuyó, volvió también la fuerza de voluntad necesaria para volver a las recetas verdes más estrictas. Y en seguida el éxito de la dieta volvió por sí solo.

Pregunta: ¿Qué les aconsejarías a las personas cuyo peso se resiste a disminuir?

Iris: Perseverar sin obsesionarse y no preocuparse demasiado. El ser humano no es una máquina y hay veces que el organismo simplemente no está dispuesto a perder ni un gramo de grasa. Lo que no se debe hacer en ningún caso en esos momentos es abandonar frustrado la dieta y es importante seguir haciendo ejercicios. Entonces, en algún momento la grasa vuelve a bajar.

Los hidratos de carbono: de engordantes a energizantes

Gracias a la positiva experiencia acumulada con la alimentación de los deportistas, fue posible restituir la buena fama perdida de los hidratos de carbono. Así las dietas a base de bistecs con ensaladas decorativas, es decir, mínimas, como acompañante han sido sustituidas por dietas ricas en hidratos de carbono a base de pan, cereales, arroz y patatas. Según este enfoque, incluso los espaguetis ayudan a mantener la línea, siempre y cuando no se acompañen de una salsa absolutamente grasienta.

No obstante, antes de abordar la cuestión del origen de este cambio de paradigma en la dietética de adelgazamiento, tenemos que explicar qué son los hidratos de carbono.

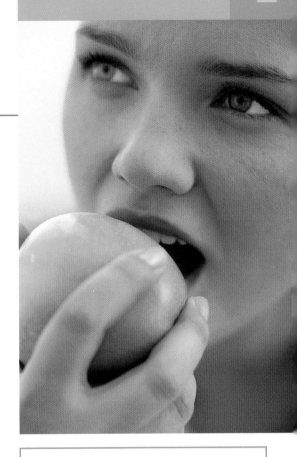

La manzana de la energía: abundantes hidratos de carbono, pero de bajo IG.

Hidratos de carbono: la mejor energía para el cuerpo y la mente

El grupo de nutrientes cuantitativamente más importantes presentes en los alimentos, además del agua, lo constituyen los hidratos de carbono. Entre ellos se cuentan numerosos compuestos orgánicos de los que los más conocidos son el almidón y el azúcar. Estos hidratos de carbono digeribles proporcionan la mayor parte de la energía necesaria tanto para la actividad físicomuscular como para la intelectual. Al menos el 50 por ciento de las calorías diarias deben proceder de hidratos de carbono.

En oposición a éstos, las fibras (véase página 38), en su calidad de hidratos de carbono no digeribles, no realizan ningún aporte energético. No obstante, son imprescindibles para el mantenimiento de la salud y de la capacidad de rendimiento.

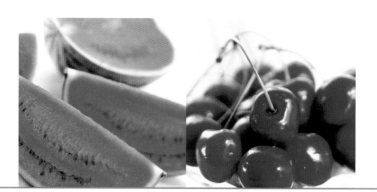

Fruta: «adelgazante» natural que facilita la pérdida de peso.

A todas las personas con bajo gasto energético en el trabajo y el tiempo libre, y a aquéllas que quieren adelgazar y mantenerse delgadas, recomendamos alimentos con hidratos de carbono que, además, contengan fibra, vitaminas y minerales, es decir, alimentos con un alto valor fisiológico-nutricional como la verdura, la fruta, los productos integrales y las legumbres, ya que sacian y nos proporcionan sustancias protectoras de la salud.

Más moderación se requiere con los alimentos ricos en almidón y pobres en fibra como los productos a partir de harina blanca, las patatas, la glucosa, el azúcar refinada, los refrescos azucarados y las chucherías, ya que su aporte de vitaminas, minerales, sustancias vegetales bioactivas, etc. es menor o incluso muy pobre. Si quiere tanto saciarse como proveer a su organismo de sustancias vitales ingiriendo un número reducido de calorías, tendrá que procurar acudir a las fuentes adecuadas de hidratos de carbono en la dieta. Dichas fuentes constituyen la base de las recetas verdes de nuestra dieta ideal, empezando por las hortalizas, las ensaladas, la fruta y los productos integrales, ya que estos saludables adelgazantes tienen un IG conveniente y una elevada densidad de nutrientes.

La fibra: en modo alguno superflua

Las fibras han pasado de ser «impurezas» sin valor alguno, a ser reconocidas como protectoras de la salud y reguladoras externas del metabolismo de los hidratos de carbono y de las grasas. Además, también son parcialmente responsables de que tengamos hambre o nos sintamos saciados. Especialmente las fibras solubles procedentes de la avena integral, la verdura y la fruta mantienen el colesterol a raya, sacian de forma prolongada y ayudan a moderar el aumento de azúcar en sangre tras las comidas. Una comida rica en fibras llena el estómago sin contener muchas calorías. Todo ello junto beneficia a la figura. Las fibras no pueden ser degradadas por las enzimas digestivas humanas. No obstante, las bacterias que pueblan la flora intestinal transforman las fibras en sustancias beneficiosas para la salud. Dado que cada tipo de fibra tiene un efecto diferente sobre el metabolismo, es recomendable que la dieta contenga la mayor variedad posible de ellas. De nuevo, las mejores fuentes son los productos integrales, las legumbres, la verdura y la fruta. Diariamente deberían comerse cinco piezas de fruta y verdura, además de productos integrales. Así queda garantizado un aporte suficiente de fibra.

Los hidratos de carbono saciantes adelgazan

¿En qué ha consistido entonces el cambio de paradigma citado anteriormente en la dietética de adelgazamiento? Una cosa está clara: si se quiere saciar el hambre con alimentos que contengan calorías menos concentradas que la grasa, el almidón y el azúcar, hay que llenar bien los platos. Y para ello nada mejor que la verdura, las legumbres, los productos integrales y la fruta jugosa y rica en agua, ya que durante una dieta podemos comer tanto de ellos como queramos.

A pesar de que cuando sale el tema de los hidratos de carbono y la gordura todavía se asocia al engorde de cerdos a base de patatas

Entrevista

Falta de disciplina durante la dieta

Pregunta: ¿Te resultó siempre fácil seguir la dieta sin interrupciones?

Katja: La verdad es que no me apetecía nada llevarme una ensalada al trabajo y comérmela sola a mediodía. En su lugar me iba con los compañeros al comedor y, en vez de comer el menú del día, elegía algún plato que fuera compatible con la dieta. Es decir, mucha verdura y ensaladas con poca salsa. Y las patatas, la pasta y el arroz sólo como pequeño acompañante. De este modo casi siempre tenía que pagar más, pero a cambio pude adelgazar a pesar de comer en el comedor de la empresa.

Pregunta: ¿En qué situaciones te olvidabas de las normas de la dieta?

Katja: Siempre que salía a comer con amigos. Soy una persona a la que le gusta disfrutar los placeres de la vida y me gusta poder salir de vez en cuando por la noche sin tener que pensar qué puedo comer o si puedo tomar una segunda copa de vino. Como tales situaciones no se daban con excesiva frecuencia, al día siguiente seguía con la dieta y pude constatar que, a pesar de las excepciones, perdía casi medio kilo por semana de forma constante.

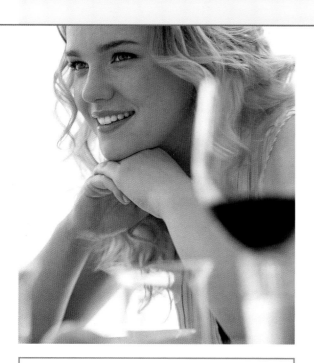

Una copa de vino de vez en cuando no hace daño.

carbono, el metabolismo necesita energía, con lo que sólo en la transformación se consume aproximadamente el 30 por ciento de la energía ingerida mediante los hidratos de carbono. En comparación con la acumulación directa de grasa alimentaria en depósitos de grasa, que se lleva a cabo de forma extremadamente económica y casi sin gasto de energía, el engorde a base de hidratos de carbono es mucho más difícil. Por tanto, los ahorros energéticos en la comida durante y después de una dieta deberán concentrarse en las grasas. Y para que mientras adelgaza no pase hambre, seleccione los hidratos de carbono adecuados en función de su índice glucémico (véase página 48).

Grasa y alcohol: un peligroso dúo

También el alcohol, que consumido en exceso resulta perjudicial para la figura, es sólo indirectamente responsable de la «barriga cervecera», ya que el alcohol no se transforma en grasa, sino que retarda su combustión. Tenga en cuenta que cuando al organismo se le ofrecen diversas fuentes de energía, como los hidratos de carbono, el alcohol y la grasa, pone a las grasas «a la cola» para concentrarse en los hidratos de carbono o el alcohol por ser más fáciles de quemar. Así el «alivio» que proporciona el orujo después de una comida rica en grasas no tiene nada que ver con una supuesta

o al cebado de gansos para conseguir el preciado paté, estos hallazgos en el terreno de la fisiología animal apenas son trasladables a los seres humanos. Para conseguir cebar a un ser humano, es decir, para que el exceso de calorías provenientes de hidratos de carbono se convierta en grasa, son necesarios entre 450 y 500 gramos de hidratos de carbono diarios, casi imposibles de comer, ya que supondría ingerir un kilo de ositos de goma o un kilo de pan. Además, para sintetizar ácidos grasos a partir de hidratos de mejor combustión de las grasas, sino que el alcohol facilita la digestión, con lo cual la grasienta morcilla se convertirá con mayor facilidad en un michelín. No en vano a las personas muy obesas se les suelen recetar medicamentos que bloquean parcialmente la digestión de las grasas, con lo que una parte de la grasa ingerida atraviesa el sistema digestivo sin ser aprovechada y se excreta sin almacenarse en el organismo.

Balance energético equilibrado

En cualquier caso no se debe olvidar el principio fundamental aplicable a cualquier tipo de balance energético, el cual postula que el balance energético estará equilibrado siempre que la cantidad de calorías ingeridas sea igual al de las consumidas. Sólo cuando hay un exceso de energía (balance calórico positivo) puede acumularse energía, es decir, engordar. Y a ello puede contribuir tanto el exceso de calorías procedentes de grasas como de hidratos de carbono. Por

ello, las seductoras promesas, tanto de las dietas bajas en grasas como de las dietas de IG, de que uno puede olvidarse de contar las calorías nunca son ciertas del todo. Lo cual se aplica muy especialmente a las personas con hábitos sedentarios, ya que si comen de forma indiscriminada dulces, productos a base de harina blanca, refrescos, helados y aperitivos salados, incluso cuando se trate de la variante baja en grasas de los mismos, no deberían extrañarse de las consecuencias. Y es que, alimentándose así, con un sólo ataque de hambre se ingieren de una vez las calorías que la persona necesita para todo el día.

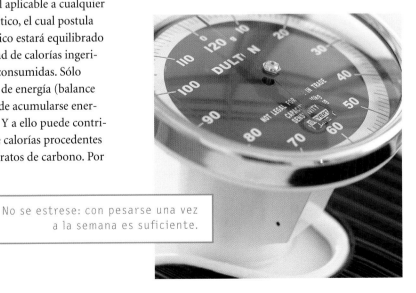

No se estrese: con pesarse una vez a la semana es suficiente.

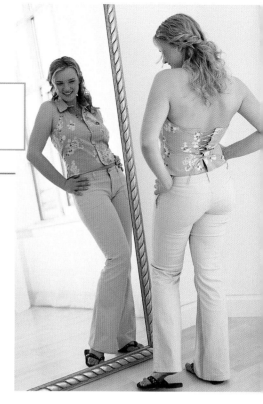

Además, en la mayoría de los casos en los
que existe exceso de energía, la proporción
de hidratos de carbono también suele ser
excesiva, con la consecuencia de que la grasa
también presente en los alimentos no se
quema. Cuando la demanda energética del
organismo se encuentra totalmente cubierta
con los más fácilmente combustibles hidratos de carbono, las grasas no llegan a utilizarse como fuente de energía. Por tanto,
tanto los hidratos de carbono como la grasa
están implicados en el sobrepeso.

El consejo ideal

Anote al menos durante 10 días todo los
que coma y beba desde la mañana hasta
la noche en una tabla. Divida la tabla en
cinco columnas y anote en ellas la hora, la
cantidad y el tipo de comida o bebida
ingerida, si lo hizo solo o en compañía y su
estado de ánimo durante la comida. Este
diario alimentario le proporcionará información sobre si su apetito se inclina más
hacia las grasas o hacia los hidratos de
carbono y si tal vez determinados estados
de ánimo o situaciones contribuyen a sus
problemas de sobrepeso. De este modo
podrá valorar de forma precisa dónde se
encuentran sus mayores errores alimentarios y cómo puede corregirlos.

Hidratos de carbono e insulina

Cuando comemos hidratos de carbono,
éstos desencadenan una reacción insulínica.
La insulina es una hormona producida por
las células beta del páncreas que activa un
sistema de transporte que introduce la glucosa sanguínea –el producto final de los
hidratos de carbono ingeridos una vez dige-
ridos– en las células musculares y adiposas.
Para poder desplegar su efecto, la insulina
tiene que acoplarse a determinados recepto-
res de la membrana celular. La insulina no
sólo abre las puertas de las células para dar
paso a la glucosa, sino también a los ácidos
grasos y los aminoácidos (los componentes
de las proteínas), por lo que se la denomina
con razón «hormona almacenadora».
Se ha observado que en numerosas personas
con sobrepeso el efecto de la insulina se iba

deteriorando con el paso del tiempo. Al ingerir durante un largo periodo de tiempo demasiados hidratos de carbono y demasiada grasa con la comida, el organismo estaba obligado a producir constantemente grandes cantidades de insulina para metabolizarlos. Como consecuencia del constantemente elevado nivel de insulina, las células se acaban volviendo insensibles a la hormona. Esta condición se conoce como resistencia a la insulina. Entonces la insulina ya no puede desplegar todo su efecto, con la consecuencia de que la glucosa no puede absorberse completamente por parte de las células. Además, los ácidos grasos libres en la sangre, cuya cantidad suele ser mayor en las personas con sobrepeso, bloquean de forma adicional el transporte de glucosa a las células, de modo que el metabolismo se deteriora aún más.

Si a causa de una sobrealimentación se encuentra más azúcar en la sangre de la que necesitan las células, éstas se protegen del «sobreendulzamiento» cerrando el paso a la glucosa, que ya no puede penetrar en las células. Los médicos hablan entonces de una alteración del metabolismo del azúcar. En esta situación, lógicamente, el nivel de azúcar en sangre se eleva y, si rebasa un determinado nivel, el organismo da la voz de alarma y produce todavía más insulina (hiperinsulinemia) para tratar de metabolizar el azúcar. De este modo, las personas con sobrepeso

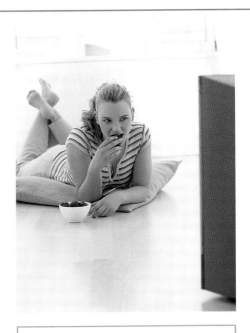

Adelgazar frente al televisor comiendo fruta.

necesitan una cantidad mucho mayor de insulina que las personas de peso normal para conseguir una regulación adecuada del azúcar en sangre. Todo ello puede desembocar finalmente en una diabetes de tipo 2 o «diabetes del obeso» (véase página 45). Cuanto más alterada esté la acción de la insulina en una persona con sobrepeso, más perniciosas serán las consecuencias de una alimentación rica en hidratos de carbono. Aunque incluso en esas circunstancias tampoco una alimentación libre de hidratos de carbono es la solución. Más bien se trata de regular la cantidad y la calidad de las grasas, así como de seleccionar los hidratos de carbono adecuados en función de su efecto sobre el nivel de azúcar en sangre y la reacción insulínica. La única forma de que mejore el transporte de glucosa dependiente de la insulina es adelgazar y aumentar el ejercicio físico, ya que sólo adelgazando es posible recuperar el equilibrio del metabolismo alterado de la insulina. El ejercicio aumenta la absorción de glucosa independiente de la insulina por parte de las células musculares y la sensibilidad a la insulina de la membrana celular. De este modo, las

Entrevista

Adelgazar con niños pequeños y pareja

Pregunta: ¿No se te hace cuesta arriba seguir una dieta y cocinar para tu bebé?

Silke: Empecé la dieta al cabo de medio año largo después de que naciera mi hija. Y fue el momento ideal, ya que todavía no tengo que cocinar para mi hija, pues come potitos. Aunque también puede probar muchos de los platos de verdura de la dieta ideal.

Pregunta: ¿Y qué dice tu marido si le pones siempre platos de régimen?

Silke: Uwe me apoya al máximo. A veces, cuando se harta de tanta verdura, se trae algo de comida rápida o una pizza. Y como está delgado, se lo puede permitir. A veces es difícil llevar a cabo una dieta cuando los gustos de la pareja son muy dispares, pero ahí estamos y hay que seguir adelante. Él siempre tiene la posibilidad de comer a mediodía en el comedor de la empresa. Además, un día a la semana también nos permitimos comer cosas «poco saludables». Y es que la dieta no debería impedir que de vez en cuando disfrutemos juntos de una buena comida.

células pueden aprovechar de forma especialmente eficiente el azúcar en sangre, ya que, gracias a la actividad física precedente, los acumuladores de energía de la célula han quedado vacíos y la célula se prepara para un nuevo esfuerzo absorbiendo energía, es decir, glucosa. Metafóricamente hablando cada célula sería una batería que se descarga y se vuelve a cargar. El ejercicio físico regular conlleva un «efecto ahorrador» que hace que el organismo necesite en conjunto menos insulina para la absorción de la misma cantidad de glucosa, lo cual constituye una notable descarga para el páncreas. No en vano el ejercicio físico constituye uno de los pilares del tratamiento de la diabetes y la prevención y el tratamiento del sobrepeso.

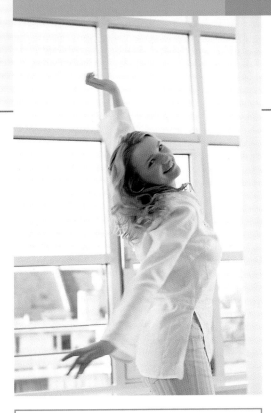

Bailar también adelgaza
y es saludable.

Cuando la reacción insulínica descarrila

Los diabéticos con sobrepeso tienen una problemática específica. En el tema que nos ocupa sólo es relevante la diabetes de tipo 2. Mientras el diabético de tipo 1 carece de insulina, con lo cual el tratamiento se centra en su sustitución, el diabético de tipo 2 bien no produce la suficiente cantidad de insulina, bien su efecto es insuficiente.

El diabético de tipo 2 con sobrepeso tuvo alguna vez una producción normal de insulina. No obstante, como consecuencia de años de sobrealimentación y de falta de ejercicio físico –a veces, conjuntadas con una determinada predisposición genética– el metabolismo va perdiendo su capacidad de regular el azúcar en sangre. Como consecuencia de ello aparece la diabetes, enfermedad que se caracteriza por la elevación patológica del nivel de azúcar en sangre. Un diabético de tipo 2 con sobrepeso debería, por tanto, modificar cuanto antes sus hábitos alimentarios y, sobre todo, adelgazar. En este punto, la recomendación dietética que más a menudo se interioriza, a saber, la de no ingerir azúcar, ha demostrado ser contraproducente, ya que de este modo se pasa a un plano secundario el

45

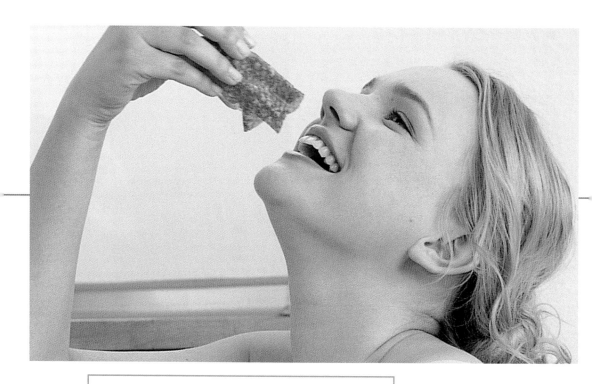

¡Cuidado! Tales desviaciones de la dieta van directamente a las cartucheras.

principal problema de los diabéticos de tipo 2, que es el exceso de consumo de grasas. El exceso de grasa no sólo fomenta la resistencia a la insulina, sino también la obesidad y las alteraciones metabólicas relacionadas que suponen una carga para el sistema cardiovascular. Los expertos hablan del «síndrome metabólico» que, en su calidad de dolencia más extendida en las sociedades opulentas, sería el precio a pagar por la «buena vida». En esta enfermedad metabólica mediada por la alimentación confluyen el sobrepeso, la hipertensión arterial, la diabetes mellitus de tipo 2 y las alteraciones del metabolismo de las grasas, con la consecuencia de aumentar el riesgo de desarrollar una enfermedad cardiovascular.

Las personas con sobrepeso deberían alimentarse principalmente a base de alimentos con alto contenido en fibra y bajo índice glucémico (véase página 48) para reducir la concentración de azúcar en sangre y el riesgo de padecer diabetes, infartos de miocardio y accidentes cerebrovasculares.

Saciantes saludables no sólo para diabéticos

El efecto favorable de los hidratos de carbono con un bajo índice glucémico y los ácidos grasos monoinsaturados sobre los niveles de azúcar en sangre y colesterol hacen aconsejable aumentar ligeramente la proporción de ácidos grasos monoinsaturados de la dieta y reducir a cambio los hidratos de carbono con un elevado índice glucémico. De este modo se reduce ligeramente la cuota de hidratos de carbono sobre el total de calorías a aproximadamente un 50 por ciento y se eleva la de ácidos grasos monoinsaturados a entre un 15 y un 20 por ciento con el objetivo de repercutir positivamente sobre la reacción insulínica y protegerse así de las enfermedades cardiovasculares. En consecuencia, en un plan dietético saludable de adelgazamiento también estarán representa-dos con moderación el aceite de oliva –o, mejor incluso, el aceite de semillas, debido a su contenido adicional en ácidos grasos omega 3–, los frutos secos, las aceitunas y el pescado azul.

Entrevista

Una nueva sensación corporal después de la dieta

Pregunta: Tú has adelgazado mucho. ¿Ha cambiado con ello tu sensación corporal?

Iris: Yo diría incluso que toda mi personalidad ha cambiado. El principio fue el darme cuenta de que en vez de hacer marcha podía correr, y ahora lo hago entre tres y cuatro veces por semana. Después me siento fenomenal y empiezo el día de excelente humor. Y cuando hago senderismo de montaña no me quedo tan rápido sin aliento. Incluso ha desaparecido la celulitis. Y mi marido también lo ha notado. ¡Claro que así adquieres una nueva autoestima física! Me siento mejor en mi propia piel.

Pregunta: ¿Qué opinan tus amigos y compañeros de trabajo?

Iris: El que más se alegra es mi marido, pues ahora puedo hacer todo el ejercicio físico que quiero. Y mis compañeros de trabajo están asombrados de cómo sigo adelgazando constantemente.

Pregunta: ¿Qué lección particular has sacado de la dieta?

Iris: Además de todos los consejos prácticos, ahora puedo aceptar que no soy ni seré nunca una persona que puede comer lo que quiera. Pero he aprendido a llevarlo y, como puede verse, funciona increíblemente bien.

El IG: su índice amigo

Comer teniendo en cuenta el IG y economizar
de forma racional con la grasa son las claves que
le proporcionarán el éxito a la hora de adelgazar.

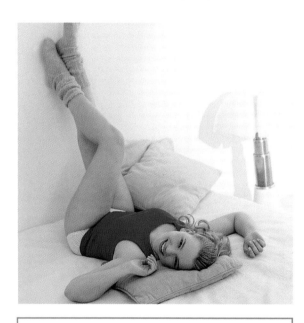

La piel adquiere tersura, lo cual
motiva a seguir.

Supongamos que, con la dieta ideal, usted ha reducido su ingesta de grasas del habitual 40 por ciento de sus calorías diarias a entre un 30 y un 35 por ciento, racionándole así a sus células adiposas su material de relleno favorito. Para poder ahora mantener el peso a largo plazo, deberá ingerir sólo aquellos hidratos de carbono que tengan un índice glucémico bajo o, como mucho, medio. Dicho índice –abreviado IG– es una medida de la elevación del nivel de azúcar en sangre tras la comida (véase más abajo). Con su ayuda podrá mantener bajo su nivel de insulina y conseguirá abandonar el callejón sin salida que hace que la corriente de nutrientes después de la comida se convierta directamente en depósitos de grasa.

Equilibrio sano con el IG

Los alimentos que contienen hidratos de carbono pueden provocar diversas reacciones glucémicas y respuestas insulínicas. En función de estas diferencias, los hidratos de carbono alimentarios pueden dividirse según su índice glucémico (IG), que, como ya hemos dicho anteriormente, constituye una unidad de medida de la elevación del azúcar en sangre tras las comidas. Cuando el IG es bajo, el nivel de azúcar en sangre se eleva de forma más moderada y la reacción insulínica tampoco es excesiva. Una ventaja para todos los que quieren saciarse y mantenerse a la vez delgados y en forma. De este modo el nivel energético y el rendimiento se mantienen prácticamente constantes y se evitan grandes altibajos en el nivel de azúcar en sangre. Pero, ¿qué es lo que puede comer entonces? Como proveedores energéticos constantes o hidratos de carbono de acción prolongada son buenos, por ejemplo, los espaguetis y otras pastas de sémola de trigo duro, especialmente si se comen *al dente*. Y también los productos integrales de grano entero, como los copos de avena o los panes con alto contenido en grano entero, como el

Entrevista

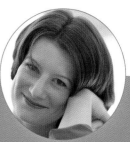

Intolerancias alimentarias

Pregunta: Tu organismo no tolera algunos alimentos. ¿Cómo te fue en ese sentido con la dieta ideal?

Nina: Soy alérgica a muchos alimentos; otros me sientan mal, se me hincha visiblemente la tripa o me producen dolor. Es difícil averiguar qué provocó la reacción. Las recetas que llevan ingredientes de los que sé con seguridad que no tolero, como las judías o el repollo, las excluí del plan. Las recetas con tomate crudo, las modifiqué, cocinando los tomates. En conjunto, funcionó bastante bien.

Pregunta: ¿Cómo influyó la dieta sobre las intolerancias alimentarias?

Nina: Al principio tenía mis dudas, pues hasta ahora con todas las dietas había tenido problemas. Curiosamente resultó que toleraba bien o mucho mejor casi todo. Al cabo de pocas semanas de empezar la dieta me di cuenta de cómo se relajaba el abdómen. Algo muy positivo de la dieta es que contiene muchos platos cocinados, de modo que uno no tiene la sensación de tener que convertirse en un roedor a base de crudos. Tolero mucho mejor la mayoría de los alimentos cuando están cocinados. Además, gracias al sistema modular de la dieta, hay muchas posibilidades de variar.

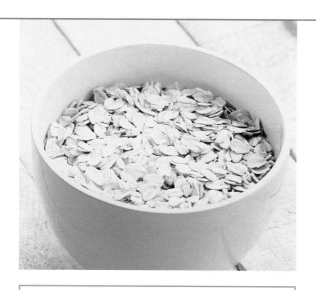

De los platos con bajo IG se
pueden comer raciones grandes.

esta última la que provoca el mayor aumento del nivel de azúcar en sangre. Así, teniendo en cuenta el IG, podrá regular la cantidad de insulina y mantener bajo control las reacciones insulínicas excesivas o el problema de tener un nivel insulínico constantemente elevado.

No obstante, no tiene demasiado sentido indicar el IG exacto de cada alimento, ya que son varios los factores que influyen sobre él:

→ La naturaleza del alimdón, es decir, si éste se presenta mayoritariamente en forma de amilosa de difícil digestión o de la fácilmente aprovechable amilopectina. El arroz, por ejemplo, presenta distintas proporciones de ambas según los tipos. Mientras mayor sea la proporción de amilopectina, mayor será el IG. Los diferentes tipos de arroz pueden tener IG muy distintos.

→ Cómo se presenta el almidón, es decir, si se presenta aislado con una alta disponibilidad o si hay capas externas de fibra, como en los granos enteros de cereal, que ralentizan la digestión del almidón de modo que el azúcar que contienen pasa de forma retardada al torrente sanguíneo.

→ El grado de cocción del alimento: crudo o cocido, al dente o pasado.

→ La combinación de alimentos en la comida. Si bien, como ya comentamos en la página 30, la grasa reduce el índice glucémico, dado que permanece más tiempo en el

pan integral de centeno, se encuentran entre ellos, así como las legumbres, la verdura y las frutas con alto contenido en fructosa, como las manzanas y los frutos del bosque. No obstante, también hay que tener en cuenta cuánto se come en total.

Los alimentos con elevado IG y alta concentración de hidratos de carbono hacen elevarse rápidamente el nivel de azúcar en sangre tras la comida causando por tanto un elevado nivel de insulina el cual obstaculiza la metabolización de las grasas. Entre los alimentos con elevado IG se cuentan los productos a base de harina blanca, las patatas cocidas, el arroz refinado descascarillado, los refrescos azucarados y la glucosa, siendo

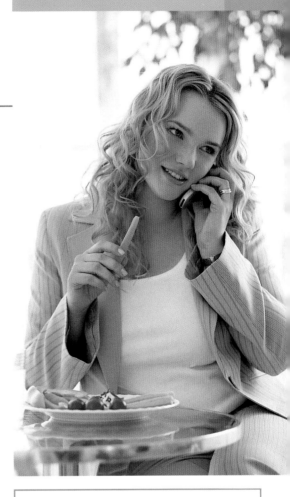

estómago y, con ello, retarda la digestión y la transformación de los hidratos de carbono en glucosa, este «freno graso» no debería utilizarse ni muy a menudo ni de forma muy abundante, si quiere mantener o conseguir una línea delgada, ya que la grasa proporciona demasiadas calorías. No obstante, si combina patatas (pocas) con su elevado IG con mucha verdura o lentejas (ambas con bajo IG), el conjunto seguirá teniendo un favorable índice glucémico medio. Análogamente puede reducir el elevado IG del arroz refinado.

También en el caso del IG, todo depende de la cantidad

En una comida rica en hidratos de carbono, además del índice glucémico, también la

¿Adelgazar a pesar del estrés? Nada que no sea posible también en la oficina mediante frutas y verdura.

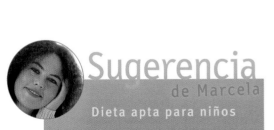

Sugerencia
de Marcela
Dieta apta para niños

→ Sus hijos aceptarán también las recetas verdes de la dieta si acompaña la verdura con pasta o patatas.

→ En cuanto a las recetas amarillas, a mis hijos les gustan tal como son. Eso es precisamente lo que hace que la dieta ideal sea tan práctica: no hace falta cocinar aparte para nadie.

cantidad total de hidratos de carbono juega un papel. Ésta se tiene en cuenta mediante el parámetro relativo a la carga glucémica. Como se puede deducir por su fórmula, la carga glucémica tiene en cuenta no sólo el IG, sino también el contenido en hidratos de carbono de los alimentos (véase más abajo

51

jo). Pongamos un ejemplo que ilustra a la perfección lo importante que es tener en cuenta la cantidad de hidratos de carbono por porción además del IG:

Durante mucho tiempo se pensó que las zanahorias tenían un IG especialmente elevado, cosa que las investigaciones recientes no han podido corroborar, ya que ello depende fundamentalmente de cómo se coman: crudas, rehogadas o cocidas. Aunque ni siquiera en el último caso la carga glucémica es especialmente alta. Para valorar el dato, es importante saber que la cantidad normalizada de prueba del alimento que se analiza son 50 gramos de hidratos de carbono disponibles. Para ingerir 50 gramos de hidratos de carbono sólo con zanahorias, hay que comer nada menos que 800 gramos de zanahorias, por lo que con una porción normal de 200 gramos se ingerirán lógicamente muchos menos hidratos de carbono, con lo que la carga glucémica total será relativamente baja. De modo muy diferente, en cambio, se comportan los portadores de hidratos de carbonos concentrados como las patatas, especialmente fritas. Éstas contienen entre cinco y seis veces más hidratos de carbono que las zanahorias, por lo que si come 100 gramos de patatas fritas, la carga glucémica será considerablemente mayor que con la misma cantidad de zanahorias. Hemos resumido los más recientes hallazgos científicos así como los requisitos descritos para una selección de alimentos sana y buena para la figura en una extensa tabla de cómoda utilización (véase página 66). Con ella como guía tendrá una sencilla herramienta en la mano con la que, mediante una selección racional de los hidratos de carbono, podrá mantener su reacción insulínica dentro de unos límites y sentar así las bases para perder kilos.

Cuidado con las trampas dietéticas

Los supermercados están sembrados de trampas dietéticas, es decir, de alimentos que esconden gran cantidad de grasa e hidratos de carbono con elevado IG. La tabla que le presentamos a continuación le ofrece alternativas mejores para su figura. La tabla le ayudará a impedir que su plan dietético se vaya al traste durante la compra por elegir los alimentos inadecuados. Pruébela y verá cómo no perderá nada en sabor.

El consejo ideal

La carga glucémica de un alimento se calcula de la siguiente manera:

Multiplique el IG por los hidratos de carbono correspondientes a la porción en gramos y divida el resultado por 100.

Las trampas del supermercado

En vez de...	compre mejor...
pan blanco	pan de bajo IG, pan integral de grano entero
pan de molde	pan de molde integral
bocadillo de jamón	sandwich de atún
cereales azucarados	copos de avena
barritas de muesli con chocolate	muesli con fruta
mantequilla o margarina para untar	tomate, queso fresco con menos del 10% M.G.
leche entera	leche semidesnatada o desnatada
yogur y lácteos con 3,5% M.G.	lácteos con 1,5% M.G. o desnatados
requesón enriquecido con nata	requesón desnatado, rebajado con algo de agua mineral
queso con más del 40% M.G. ext. seco	queso con menos del 40% M.G. ext. seco
queso azul con 60% M.G. ext. seco	queso azul mezclado con queso fresco desnatado
mermelada	compota de frutas no azucarada
chorizo, salchichón, salami	fiambre de ave, jamón de york, jamón serrano (sin el tocino)
paté de hígado	paté vegetal
chuletas de cordero	solomillo de ternera
muslo de pollo	pechuga de pollo
chuletas de lomo	chuletas de riñonada
anguila	salmón, bonito fresco, boquerones, anchoas
arroz refinado	arroz integral, arroz vaporizado
puré de patatas	puré de verduras
pizza precocinada	menestra de verdura congelada
nata, crema	queso fresco con menos del 10% M.G.
mayonesa	aderezo a base de aceite y vinagre o yogur
croisants	panes integrales
masa de hojaldre	masa de empanada
tarta a base de nata	tarta de manzana
flan, natillas, crema catalana	macedonia de frutas
helado de leche	helado de agua
chocolate con leche	chocolate amargo
gominolas	frutas desecadas sin azúcar adicional
almendras garrapiñadas	castañas asadas
patatas fritas de bolsa	patatas fritas de bolsa con menos del 3% M.G.
gusanitos de maíz	palitos salados
galletitas de queso	galletitas saladas
refrescos azucarados	zumo rebajado con agua, agua, bebidas lácteas o de soja

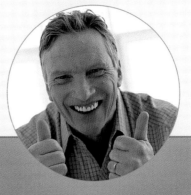

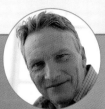

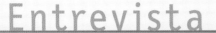

Adelgazar en pareja a edad madura

Pregunta: Tú has hecho la dieta junto con tu mujer. ¿Qué ventajas y desventajas conllevó?

Helmut: Desventajas ninguna. El motivarse mutuamente fue y sigue siendo una experiencia maravillosa. Hablamos de cómo nos sabe, nos apoyamos mutuamente. Y también hemos disfrutado juntos de la experiencia de ver cómo adelgazábamos de forma paralela. Hace casi 20 años ya había hecho una vez una dieta yo solo, pero junto con mi mujer es mucho mejor.

Pregunta: ¿Adelgaza un hombre de forma distinta a una mujer?

Helmut: En nuestro caso al menos sí. Yo adelgacé más rápido, aunque mi mujer me cogió pronto. Por otra parte, dado que mi mujer realiza mayor ejercicio físico tanto en el trabajo como con las tareas domésticas, le cuesta menos mantener el peso. El mío, en cambio, sufre más altibajos.

Pregunta: ¿Resulta más difícil adelgazar a los 60 años que a los 40?

Helmut: A mí por lo menos, no. Probablemente porque ahora me tomo el asunto con más filosofía: me tomo mi tiempo para adelgazar y la presión interior para conseguir el éxito es menor. De esta manera he conseguido perder kilos de forma constante. Y eso me gustó mucho, ya que ahora tengo la sensación de que puedo mantener el peso con facilidad.

Pregunta: ¿No disminuye con la edad la importancia de la figura?

Helmut: En absoluto. Yo por lo menos quiero seguir estando en forma cuando me jubile para poder dedicar mi tiempo libre a mi mayor afición: la vela. Así es que tengo que hacer algo por mi figura y no puedo dedicarme simplemente a acumular grasas. Lo único que me es realmente importante es que la calidad de vida no se resienta a causa de una dieta demasiado estricta, ya que quiero disfrutar plenamente de los placeres de la vida cuando por fin tenga tiempo suficiente para ello.

¿Qué tipo de sobrepeso tengo?

Desde un punto de vista científico, el sobrepeso depende de numerosos factores. Es indiscutible que los factores genéticos desempeñan un papel y su influencia en el desarrollo de sobrepeso se mueve entre el 20 y el 70 por ciento. No obstante, no siempre que en una misma familia se dan numerosos casos de obesidad se debe a una predisposición genética, ya que también las costumbres alimentarias y los hábitos de actividad física suelen transmitirse dentro de la familia. Por otra parte, también los diferentes sistemas metabólicos juegan un importante papel. En este sentido, las mujeres tienen predisposición a acumular grasa de forma más rápida que los hombres, los cuales, en general, tienen una mayor cantidad de masa muscular metabólicamente activa. Por ello los hombres suelen tener más facilidad para adelgazar. Aunque también lo necesitan urgentemente cuando, a pesar de todo, se les acumula demasiada grasa. Ello, por su parte, se debe a la distribución de la grasa que, en los hombres, suele acumularse en el abdómen. Y precisamente las células adiposas abdominales necesitan una cantidad mucho mayor de insulina que otras células grasas para mantener un nivel normal de absorción de glucosa. Por ello, son los hombres con sobrepeso concentrado en el estómago, es decir, con forma de manzana (tipo androide) los que mayor riesgo tienen de contraer diabetes de tipo 2 y enfermedades cardiovasculares, mientras que el riesgo es menor para las mujeres cuyos depósitos de grasa se suelen distribuir en las caderas, glúteos y muslos que confieren a su figura una forma de pera (tipo ginecoide). De este modo, los obesos de tipo androide alimentan sobre todo su grasa abdominal, a pesar de lo cual siempre les falta energía, ya que sólo están cargados de energía teóricamente, dado que las abundantes reservas de energía no se movilizan debido a la falta de ejercicio físico.

Un alto riesgo de convertirse en obsesos tienen también los llamados «buenos aprovechadores» de los nutrientes. En éstos, debido a una «ración extra» congénita de insulina, el hambre, la absorción de nutrientes y la acumulación de energía en forma de grasa son especialmente elevados. Este tipo metabólico contaba con importantes ventajas en la edad de piedra, ya que en los periodos de abundancia podía acumular energía para los periodos de carestía. No obstante, esta herencia se convierte en un riesgo para la figura y la salud en nuestra época, si se come demasiado y no se queman las suficientes calorías. Compruebe, con ayuda de nuestro test sobre el tipo metabólico y la correcta estrategia en la página siguiente, si se encuentra entre los afectados.

El test dietético

El siguiente test le ayudará a averiguar si, además de comer grasa con moderación, también debe tener algo más de cuidado con los hidratos de carbono y orientarse en consecuencia al IG.

	Sí	No
¿Tiene sobrepeso a pesar de no comer mucho?	☐	☐
¿Apenas pierde peso con dietas ricas en hidratos de carbono y bajas en grasas?	☐	☐
¿Tiene la sensación de engordar con sólo ver un plato rico en hidratos de carbono?	☐	☐
¿Siente siempre hambre cuando hace una dieta?	☐	☐
¿Se despierta por la noche con la imperiosa necesidad de comer algo dulce?	☐	☐
¿Tras una comida rica en hidratos de carbono, siente pronto apetito de comer dulces o la imperiosa necesidad de comer algo?	☐	☐
¿Se considera un comedor compulsivo?	☐	☐
¿Siente a menudo ataques de hambre voraz?	☐	☐
¿Siente a menudo un hambre irrefrenable de comer pan, bollos y chucherías?	☐	☐
¿Constituyen los refrescos azucarados una gran tentación para usted?	☐	☐
¿Bebe por la noche de forma regular más de dos copas de vino o dos cervezas?	☐	☐
¿Se siente falto de energía?	☐	☐
¿Le falta la perseverancia cuando hay que realizar esfuerzos físicos o intelectuales prolongados?	☐	☐
¿Es irascible?	☐	☐
¿Tiene a menudo cambios de humor?	☐	☐
¿Tiene dificultades para concentrarse?	☐	☐
¿Se siente cansado con facilidad, especialmente después de comer?	☐	☐

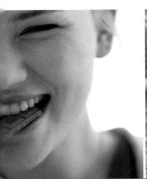
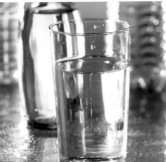

	Sí	No
¿Adelgaza mejor cuando al hacer una dieta limita también los hidratos de carbono?	☐	☐
¿Engorda rápidamente cuando come muchos hidratos de carbono (azúcar incluida)?	☐	☐
¿Es usted una persona más bien sedentaria?	☐	☐

La siguientes cuestiones debería discutirlas con su médico:

	Sí	No
¿Padece alguna enfermedad metabólica, tal como diabetes, exceso de colesterol o hipertensión arterial?	☐	☐
¿Es su perímetro abdominal en su punto más abultado mayor de 88 cm (mujeres) o de 102 cm (hombres)?	☐	☐
¿Tiene sobrepeso asociado a diabetes de tipo 2 y resistencia a la insulina?	☐	☐

57

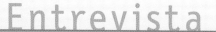

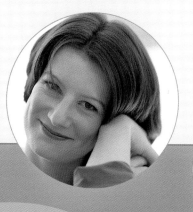

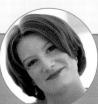

Cómo enfrentarse al desánimo

Pregunta: Tú pasaste por varias fases de desánimo. ¿Cuándo se producían la mayoría de las veces?

Nina: El desánimo me sobrevenía sobre todo por la noche. Además me frustraba cuando el peso no bajaba tan rápidamente como yo quería, a pesar de seguir las recetas verdes, de ejercitarme en la bicicleta elíptica y en la cama elástica, y de beber agua regularmente.

Pregunta: ¿Cómo saliste de ellas?

Nina: En esos momentos no podía resistir a la tentación de comer gominolas por la noche a pesar de saber que, sobre todo a esas horas, son totalmente contraproducentes. Y a veces también comía otras cosas distintas a las recetas de la dieta. A pesar de todo, siempre me decía a mí misma: «no abandones la dieta; retómala mañana en el punto donde las dejaste y persevera». Y así lo hice, con el resultado de que, aunque a veces el peso se estancaba, en conjunto iba descendiendo. Dado que tenía que compensar las fases de desánimo, nunca salí de las recetas verdes. Aunque éstas, por suerte, también tienen cosas apetitosas, como por ejemplo el gratinado de pera o la ensalada de achicoria.

Pregunta: ¿Cogiste kilos alguna vez?

Nina: Desgraciadamente, sí. Cuando tenía mucho estrés en el trabajo y me saltaba la dieta también durante el día. Cuando tengo estrés me da por comer golosinas y durante la dieta hubo dos semanas en las que no hubiera podido sobrevivir sin ellas. El resultado fue que engordé un kilo y medio. Aunque como había temido que fueran más, por lo menos dos o tres kilos, en el fondo estaba aliviada. Además sé que, independientemente de lo pasado, puedo retomar la dieta en cualquier momento y aproximarme a mi peso deseado. Y así fue.

Resultados del test

→ Si ha respondido afirmativamente a una o más de las cuestiones a discutir con su médico y las repuestas afirmativas también predominan en las otras preguntas, merece la pena que se tome en serio la influencia de su comportamiento alimentario sobre su nivel de azúcar en sangre y la respuesta insulínica, y modifique sus hábitos. Usted debería alimentarse según las recetas verdes y practicar ejercicios físicos suaves, aunque de forma regular y prolongada.

→ Si no ha respondido afirmativamente ninguna de las preguntas a discutir con su médico y sólo algunas del resto del cuestionario, su riesgo relativo al azúcar en sangre y la reacción insulínica es entre medio y bajo. En este caso debería combinar la recetas verdes con un entrenamiento moderado (a ser posible en deportes de resistencia). No obstante, puede aflojar algo las riendas (recetas amarillas) si aumenta su nivel de actividad física (combinación de ejercicios de resistencia y musculares). Los «pecadillos alimentarios» ocasionales (recetas rojas) pueden compensarse mediante un aumento de la actividad física (todo tipo de ejercicios).

→ Si las respuestas afirmativas han sido muy pocas o ninguna, ello significa que usted no tiene problemas de sobrepeso. No obstante, si se atiene a una saludable mezcla de recetas verdes y amarillas y practica ejercicio físico mediante una combinación de ejercicios musculares y de resistencia, mejorará considerablemente su suministro de nutrientes, protegerá su salud y mejorará su condición física.

→ Las personas deportistas son las que más fácil lo tienen en lo relativo al tipo y cantidad de hidratos de carbono que pueden comer, y sólo tendrán que ser precavidos con la grasa, orientándose a la dieta mediterránea (véase «consejo ideal» más abajo), con el fin de salvaguardar la salud de su sistema cardiovascular.

El consejo ideal

Incluya en su dieta ideal recetas de la dieta mediterránea, ya que ésta le proporcionará gran cantidad de alimentos vegetales con un índice glucémico favorable y fibra, como verduras, hortalizas, legumbres, fruta y frutos secos. Además la fuente principal de grasa es el aceite de oliva con su alto contenido en ácidos grasos monoinsaturados, abundante pescado, cantidades pequeñas o moderadas de aves, productos lácteos y huevos, pocas carnes rojas y cantidades entre pequeñas y moderadas de vino que se ingiere con las comidas. Una variante ventajosa es el aceite de semillas.

Disfrutar también fuera de casa cuidando la línea

Sólo es posible llevar a la práctica a la larga un estilo alimentario favorecedor de la figura, si se es capaz de elegir los alimentos adecuados más allá del régimen y de las propias cuatro paredes. Ir al restaurante no tiene por qué convertirse en una trampa dietética si sabe qué platos puede disfrutar sin preocupaciones. Así, con un bistec o con un pescado al vapor o al grill y una ensalada, no cometerá ningún error si quiere alimentarse teniendo precaución con los hidratos de carbono y las grasas. El pan blanco y las patatas asadas, no obstante, tendrá que procurar evitarlos. Pero los menús de los restaurantes tanto nacionales como extranjeros tienen muchos más platos apetitosos y beneficiosos para la figura.

→ De la cocina española recomendamos:
Gazpacho
Sopa de pescado
Pisto
Pescado al horno

→ De la cocina italiana recomendamos:
Entrantes de verdura y marisco
Pescado al grill con verdura o ensalada
Menestra
Chuleta de cerdo a la parrilla con salsa de hierbas y verdura mediterránea (calabacín, pimiento, tomate, berenjena)

Saltimbocca (filete de ternera) con salvia, salsa de limón y espinacas.

→ De la cocina francesa recomendamos:
Pisto de verduras con solomillo de cerdo poco hecho
Pot-au-feu (carne de ternera guisada)
Pescado a la parrilla y ensaladas
Sopa de verdura con salsa de albahaca
Ternera al estilo borgoñón con patatas nuevas

→ De la cocina alemana recomendamos:
Ensaladas de temporada con tiras de pechuga de pavo o daditos de queso
Tartar de salmón o de arenque sobre pan negro con ensalada de rúcula
Filete de solomillo con abundante verdura
Salmón escalfado con espinacas rehogadas
Tafelspitz (filete de ternera) con salsa de rabanito picante y verduras rehogadas

→ De la cocina griega recomendamos:
Ensalada campesina con aceitunas y queso tipo feta
Dorada a la parrilla con ensalada y verduras como acompañante
Pinchos de carne y verduras con salsa de yogur (excepto la carne de cordero)
Tsatsiki (salsa de yogur con pepinillos) con verduras (pimiento, zanahoria, calabacín, etc.)
Berenjenas asadas con salsa de yogur

→ De la cocina turca recomendamos:
Ensalada pastoril o de alubias
Lentejas

Espinacas con salsa de yogur
Pincho de ave con verduras
→ En los restaurantes asiáticos lo más recomendable son los platos cocinados en el wok con un poco de arroz basmati.

Asimismo recomendables son:
Shabu shabu (carne con salsa)
Tofu asado
Verdura hecha al vapor en cesto de bambú
Pescado rehogado con verdura

Sugerencia
de Silke

Fiestas familiares e invitaciones a pesar de la dieta

Durante la dieta no tiene por qué dejar de asistir a banquetes. Yo estuve recientemente en una boda. Lo que hay que hacer es suprimir ese día de la dieta. Para no ingerir demasiadas grasas y calorías con las tartas, a la hora del postre me limité a tomarme un café. Y al día siguiente sólo comí fruta. De este modo he conseguido asistir a fiestas y banquetes sin volver a engordar.

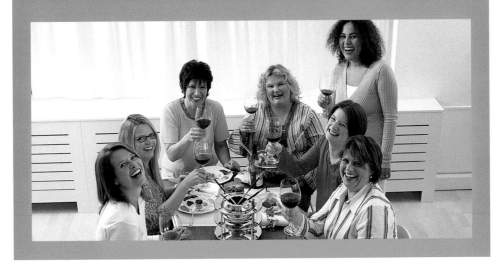

Adelgazar en función del tipo de sobrepeso

Nuestra dieta le da luz verde a los kilos de más para que desaparezcan. En este capítulo le explicamos los diferentes colores de las recetas.

Ni las dietas bajas en grasas ni la dieta del índice glucémico proporcionan por sí solas el secreto para alcanzar el peso deseado ni mantenerse sano. Más bien es importante encontrar la combinación adecuada y la vía que mejor se adapte a cada persona. Este enfoque individual ha de tener en cuenta diversos factores y condicionantes, tales como

→ posibles experiencias previas con dietas,
→ situación profesional y edad,
→ nivel de ejercicio físico y disposición para hacer deporte,
→ gustos y hábitos alimentarios,
→ uso de platos precocinados o tiempo que la persona está dispuesta a invertir en cocinar cuando hace una dieta,
→ biorritmo: madrugador o trasnochador (véase «consejo ideal» en la página siguiente),
→ tipo morfológico: figura tipo manzana o androide o figura tipo pera o ginoide,
→ tipo metabólico: buen aprovechador de nutrientes dotado del «gen ahorrador» para sobrevivir periodos de carencia, o tipo quemador y mal aprovechador de nutrientes, el cual tiene menos problemas de peso (véase tabla en la página 65).

De la predisposición metabólica hereditaria depende, entre otros, la sensibilidad con que el organismo reacciona a los hidratos de carbono y, por tanto, si tenemos que llevar una estricta disciplina a la hora de elegir el tipo y la cantidad de hidratos de carbono o podemos ser menos estrictos.

No obstante, el elemento más importante de su dieta ideal es que es apta para la vida diaria y está hecha a medida de su situación personal y su estilo de vida.

El consejo ideal

Los congelados

→ Si dispone de poco tiempo para cocinar y quiere adelgazar, haga uso de la verdura congelada. Añada un filete de pescado o de carne a la plancha y listo.

→ En las cámaras de congelados de los supermercados se pueden encontrar numerosos platos de verdura combinados con carne, pescado, patatas y arroz. Si quiere hacer uso de ellos procure elegir aquéllos que tengan menos de 400 calorías y menos de 15 gramos de grasa por ración. Estos datos nutricionales se encuentran en muchos de los envases de estos productos.

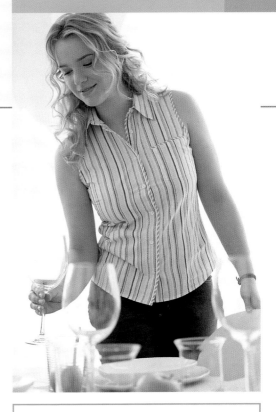

La elección del color adecuado

Mediante un sencillo sistema de indicadores, clasificados según los colores del semáforo, encontrará fácilmente el camino a seguir. Usted mismo será quien, en función de sus metas personales y su metabolismo, decidirá qué color elige.

→ Recetas verdes (a partir de la página 82): el verde es el color adecuado para el programa inicial (las cuatro primeras semanas de

El **consejo ideal**

¿Alondra o búho?

→ A las personas madrugadoras («alondras») un desayuno verde se les queda corto, por lo que deberán compensar el exceso mañanero cenando siempre a base de recetas verdes.

→ Los trasnochadores («búhos») no pueden saciar su apetito nocturno a base de recetas verdes, por lo que es mejor que elijan para la cena una receta amarilla. En contrapartida, por la mañana tendrán que conformarse con un desayuno verde. O bien pueden empezar el día con un tentempié y aplazar el desayuno verde hasta media mañana.

Las recetas de la dieta ideal también les gustarán a sus invitados. Sin duda.

dieta) y, en el caso del tipo almacenador sensible a los hidratos de carbono, para la dieta de mantenimiento si quiere mantenerse delgado, sano y en forma a largo plazo. El contenido en grasa y la carga glucémica están combinadas de tal forma que pueda adelgazar incluso cuando los condicionantes de partida son adversos. Esto se aplica tanto a los alimentos con el indicador verde en la tabla de la página 66 como a las recetas verdes.

→ Recetas amarillas (a partir de la página 120): el amarillo es el color adecuado para todos aquéllos que adelgacen con más facili-

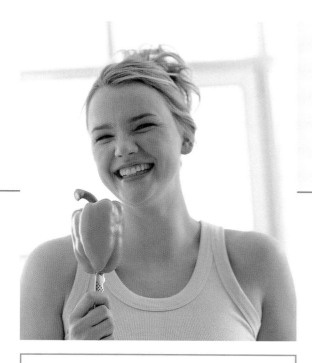

Con la verdura siempre tendrá
luz verde en nuestra dieta.

ocasionales a la dieta mediante un mayor ejercicio físico. Con una apetitosa combinación de recetas verdes y amarillas podrá mantener su peso sin efecto yoyó después de terminada la dieta.

→ Recetas rojas (a partir de la página 142): suculentos menús y delicias para el tipo quemador de elevada actividad física.

Desde la salida hasta la meta

Nuestra recomendación general es comenzar la dieta en la zona verde, es decir, que se alimente durante las primeras cuatro semanas de dieta a base de recetas verdes. De este modo mejorará la calidad de su alimentación. Además, debería incrementar su actividad física. Si es usted principiante con los deportes, le aconsejamos que empiece por

dad o que prefieran hacer deporte regularmente en vez de controlar las calorías. Aquí encontrará un mayor número de alimentos con un índice glucémico medio. Las recetas verdes constituyen una vía intermedia para aquéllos que quieran tomarse más tiempo para adelgazar y compensen las excepciones

Sugerencia
de Iris

Trucos para simplificar la dieta

Nunca en mi vida había ido tan a menudo a la compra como cuando empecé esta dieta. Pero pensé que eso no podía seguir así, y entonces empecé a comprar de forma más racional. Basándome en mi propia experiencia le aconsejo que antes de empezar la dieta compre todos los alimentos básicos necesarios. De este modo la compra semanal no se hará tan pesada. Además, puede hacerse un plan semanal con lo que quiera comer durante una semana de modo que pueda hacer una sola compra grande semanal. Los alimentos frescos siempre puede comprarlos de camino al trabajo. Además, cuando me falta un ingrediente concreto, varío un poco las recetas correspondientes.

aumentar su nivel de actividad en las tareas cotidianas. Para ello, le proporcionamos algunos consejos en la página 158.

Esto le servirá de motivación para iniciar más adelante un ligero programa de ejercicios físicos para principiantes. Para elevar la cantidad de estufas de combustión musculares y la tasa de combustión de grasa de las mismas, es recomendable combinar ejercicios gimnásticos sencillos de fortalecimiento con ejercicios sencillos de resistencia (por ejemplo, marcha o bicicleta). De este modo maximizará la probabilidad de éxito. Y a medida que vayan bajando los kilos y aumentando la condición física, crecerán también las ganas de realizar un entrenamiento más intensivo, lo cual, a su vez, redundará en que podrá permitirse más lujos en la comida. Así podrá disfrutar sin

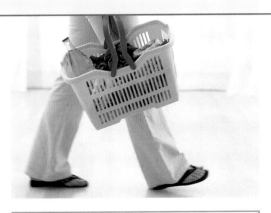

Convierta el ir a la compra en una fiesta para los sentidos.

remordimientos tanto de las recetas amarillas como de las rojas. Es decir, si quiere adelgazar sólo recomendamos hacer uso de las recetas amarillas y rojas acompañadas de un completo programa deportivo o cuando su profesión implique actividad física.

Tipo metabólico	Alimentación	Deporte
Almacenador	Verde: carga glucémica baja, grasa con moderación	Suave: preferiblemente deportes de resistencia
Tipo mixto	Amarillo: carga glucémica de baja a media, grasas con moderación al estilo de la dieta mediterránea	Medio: combinación de ejercicios de resistencia y musculares
Quemador	Rojo: grasa normal al estilo de la dieta mediterránea, liberal en cuanto a los hidratos de carbono	Intenso: todo tipo de ejercicios e intensidades

La gran tabla ideal de alimentos

Desde el aceite de cacahuete a la zanahoria, aquí se encuentran listados los alimentos más frecuentes con su correspondiente valoración. Ninguno de ellos está prohibido. De este modo podrá ver de un sólo vistazo qué alimentos le ayudarán a adelgazar y cuáles debe comer con moderación. Si echa en falta algún alimento en la tabla, ello se debe a que no se disponía de datos sobre su carga glucémica. En tal caso, utilice los valores de otro alimento parecido.

→ Por lo que respecta a la carga glucémica, la tabla tiene en cuenta la velocidad a la que los hidratos de carbono contenidos en el alimento hacen elevarse el nivel de azúcar en sangre y la cantidad de este tipo de hidratos de carbono que contiene una ración normal. En este sentido, el simple hecho de que coma una rebanada de pan fina o gorda puede marcar una diferencia.

→ En relación a la grasa, la tabla no sólo tiene en cuenta la cantidad, sino también la calidad. Así, por ejemplo, aunque el salmón es un pez graso, se recomienda por su contenido en ácidos grasos esenciales.

→ La valoración global se deriva de la peor puntuación parcial. Así interpretará correctamente la tabla:

○ Alimentos verdes: ¡Buen provecho! De estos alimentos puede comer tanto como desee

◔ Alimentos amarillos: recomendables, téngase en cuenta el tamaño de las raciones

● Alimentos rojos: sólo deben comerse ocasionalmente en pequeñas cantidades

Alimento	Carga glucémica por ración habitual	Mat. grasa	Valoración global
Abadejo (150 g)	○	○	○
Aceite de cacahuete	○	◔	○
(1 cucharada sopera = 10 g)			
Aceite de coco (20 g)	○	●	●
Aceite de germen de maíz (10 g)	○	◔	○
Aceite de germen de trigo (10 g)	○	◔	○
Aceite de girasol (10 g)	○	◔	○

Alimento	Carga glucémica por ración habitual	Mat. grasa	Valoración global
Aceite de nuez (10 g)	○	○	○
Aceite de oliva (10 g)	○	○	○
Aceite de palmito (20 g)	○	●	●
Aceite de semillas de calabaza (10 g)	○	◔	○
Aceite de sésamo (10 g)	○	◔	○
Aceite de soja (10 g)	○	◔	○

Alimento	Carga glucémica por ración habitual	Mat. grasa	Valoración global
Aceitunas negras (50 g)	○	○	○
Aceitunas verdes (50 g)	○	○	○
Acelgas (200 g)	○	○	○
Achicoria (100 g)	○	○	○
Agua mineral	○	○	○
Aguacate (200 g)	○	○	○
Ajo (5 g)	○	○	○
Albahaca (5 g)	○	○	○
Albaricoques (120 g)	○	○	○
Alcachofas (100 g)	○	○	○
Almeja (100 g)	○	○	○
Almendras (30 g)	○	○	○
Alubias rojas (70 g en crudo)	○	○	○
Anacardos (50 g)	○	○	○
Anchoas sin aceite (100 g)	○	○	○
Anguila (150 g)	○	●	●
Angulas (100 g)	○	○	○
Apio (200 g)	○	○	○
Arándanos (120 g)	○	○	○
Arenque (150 g)	○	○	○
Arenque adobado (150 g)	○	○	○
Arroz			
– Arroz natural (30 g en crudo)	○	○	○
– Arroz natural (50 g en crudo)	○	○	○
– Arroz refinado (30 g en crudo)	○	○	○
– Arroz refinado (50 g en crudo)	●	○	●
– Arroz vaporizado (30 g en crudo)	○	○	○
– Arroz vaporizado (50 g en crudo)	○	○	○

Alimento	Carga glucémica por ración habitual	Mat. grasa	Valoración global
Atún fresco (150 g)	○	○	○
Atún en lata al natural, sin aceite (50 g)	○	○	○
Atún en aceite (50 g)	○	○	○
Avellanas (50 g)	○	○	○
Azúcar refinado (10 g)	○	○	○
Azúcar refinado (20 g)	○	○	○
Azúcar refinado (30 g)	●	○	●
Bacalao (150 g)	○	○	○
Baguette (30 g)	○	○	○
Batata (200 g)	●	○	●
Berberecho (100 g)	○	○	○
Berenjena (200 g)	○	○	○
Berza rizada (200 g)	○	○	○
Besugo (150 g)	○	○	○
Biscottes (10 g)	○	○	○
Bogavante (100 g)	○	○	○
Boletos (100 g)	○	○	○
Boletos del abedul (100 g)	○	○	○
Boquerón (150 g)	○	○	○
Brécol (200 g)	○	○	○
Brevas (120 g)	○	○	○
Buey de mar (100 g)	○	○	○
Bulbo de apio (200 g)	○	○	○
Butifarra (30 g)	○	●	●
Caballa (150 g)	○	○	○
Cabeza de jabalí (30 g)	○	●	●
Cabrales (30 g)	○	●	●

Alimento	Carga glucémica por ración habitual	Mat. grasa	Valoración global
Cabrito (150 g)	○	●	●
Cacahuetes (50 g)	○	○	○
Café de filtro sin azúcar (200 ml)	○	○	○
Calabacín (200 g)	○	○	○
Calabaza (200 g)	○	○	○
Calamares (100 g)	○	○	○
Cangrejo (100 g)	○	○	○
Canónigos (50 g)	○	○	○
Carabinero (100 g)	○	○	○
Caramelo (1 pieza = 3 g)	○	○	○
Carne de cerdo			
– Chuleta (150 g)	○	●	●
– Chuletas de aguja (150 g)	○	●	●
– Chuleta de Sajonia (150 g)	○	●	●
– Filete (150 g)	○	○	○
– Lengua (100 g)	○	●	●
– Maza (150 g)	○	●	●
– Paleta, paletilla (150 g)	○	●	●
– Solomillo (150 g)	○	○	○
Carne de ternera			
– Chuleta (150 g)	○	○	○
– Filete (150 g)	○	○	○
– Morcillo (150 g)	○	○	○
– Pecho (150 g)	○	●	●
– Pierna (150 g)	○	○	○
– Solomillo (150 g)	○	○	○
Carne de vacuno			
– Asado a la parrilla (150 g)	○	●	●

Alimento	Carga glucémica por ración habitual	Mat. grasa	Valoración global
– Carne picada (50 g)	○	●	●
– Lengua (100 g)	○	●	●
– Lomo bajo (150 g)	○	○	○
– Pecho (150 g)	○	●	●
– Pescuezo (150 g)	○	●	●
– Pierna/contratapa (150 g)	○	●	●
– Solomillo (100 g)	○	○	○
– Tartar (50 g)	○	○	○
Carne picada de ternera (50 g)	○	○	○
Carne picada de ternera (75 g)	○	●	●
Cebolla (30 g)	○	○	○
Cebolletas tiernas (50 g)	○	○	○
Cecina (30 g)	○	○	○
Centollo (100 g)	○	○	○
Cerezas (120 g)	○	○	○
Champiñones (100 g)	○	○	○
Chicle (1 pieza = 3,3 g)	○	○	○
Chirimoya (60 g)	○	○	○
Chocolate			
– blanco (50 g)	○	●	●
– con leche (50 g)	○	●	●
Chorizo (30 g)	○	●	●
Chucrut (100 g)	○	○	○
Chuleta de Sajonia (150 g)	○	●	●
Ciervo (150 g)	○	○	○
Cigala (100 g)	○	○	○
Ciruelas (120 g)	○	○	○
Ciruelas pasas (60 g)	○	○	○

Alimento	Carga glucémica por ración habitual	Mat. grasa	Valoración global
Clementinas (40 g)	○	○	○
Cochinillo (150 g)	○	●	●
Coco (50 g)	○	●	●
Col china (100 g)	○	○	○
Col verde (200 g)	○	○	○
Coles de Bruselas (200 g)	○	○	○
Coliflor (200 g)	○	○	○
Colinabo (200 g)	○	○	○
Colines (10 g)	○	○	○
Colmenillas (100 g)	○	○	○
Conejo (150 g)	○	●	●
Confitura, máx. 50% azúcar (30 g)	○	○	○
Congrio (150 g)	○	○	○
Consomé (250 ml)	○	○	○
Copos de avena (30 g)	○	○	○
Coquitos (50 g)	○	○	○
Cordero			
– Chuleta magra (75 g)	○	○	○
– Paletilla magra (100 g)	○	●	●
– Pierna magra (100 g)	○	●	●
– Solomillo (100 g)	○	○	○
Codorniz (100 g)	○	○	○
Corégonos (150 g)	○	○	○
Cornflakes azucarados (30 g)	●	○	●
Cornflakes con fibra (30 g)	○	○	○
Cortezas (10 g)	○	●	●
Crema de cacao con avellanas (20 g)	○	○	○
Crème fraîche (1 cucharada = 15 g)	○	○	○

Alimento	Carga glucémica por ración habitual	Mat. grasa	Valoración global
Cuscús (30 g en crudo)	○	○	○
Cuscús (50 g en crudo)	●	○	●
Dátiles (120 g)	○	○	○
Dátiles secos (60 g)	●	○	●
Dorada (150 g)	○	○	○
Emperador (150 g)	○	○	○
Endibias (100 g)	○	○	○
Espárragos (200 g)	○	○	○
Espinacas (200 g)	○	○	○
Fiambre de ave magro (20 g)	○	○	○
Fletán (150 g)	○	○	○
Frambuesas (120 g)	○	○	○
Fresas (120 g)	○	○	○
Fructosa (10 g)	○	○	○
Fructosa (30 g)	○	○	○
Fuet (30 g)	○	●	●
Gallo (150 g)	○	○	○
Gambas (100 g)	○	○	○
Ganso (150 g)	○	●	●
Garbanzos (70 g en crudo)	○	○	○
Granada (120 g)	○	○	○
Grosellas (120 g)	○	○	○
Guisantes (200 g)	○	○	○
Habas blancas (70 g en crudo)	○	○	○
Helados			
– a base de agua (50 g)	○	○	○
– a base de leche (50 g)	○	○	○
– a base de nata (50 g)	○	●	●

Alimento	Carga glucémica por ración habitual	Mat. grasa	Valoración global	Alimento	Carga glucémica por ración habitual	Mat. grasa	Valoración global
Hígado (100 g)	○	○	○	Limón (80 g)	○	○	○
Higos (120 g)	○	○	○	Lombarda (200 g)	○	○	○
Higos secos (60 g)	◐	○	◐	Lomo (30 g)	○	○	○
Huevos (1 pieza = 60 g)	○	○	◐	Longaniza (30 g)	○	●	●
Jamón cocido (30 g)	○	○	○	Lubina (150 g)	○	○	○
Jamón de york (20 g)	○	○	○	Lucioperca (150 g)	○	○	○
Jamón serrano (30 g)	○	○	○	Macadamia (30 g)	○	○	○
Judías pintas (70 g)	○	○	○	Maíz (80 g)	○	○	○
Judías verdes (200 g)	○	○	○	Maíz (100 g)	◐	○	○
Jurel (150 g)	○	○	○	Maíz (150 g)	◐	○	◐
Kéfir, 1,5 % M.G. (200 g)	○	○	○	Manchego (30 g)	○	●	●
Ketchup (5 g)	○	○	○	– curado (30 g)	○	●	●
Kikos (70 g)	○	○	○	– en aceite (30 g)	○	●	●
Kiwis (2 piezas = 120 g)	○	○	○	– mantecoso (30 g)	○	●	●
Lacón (30 g)	○	●	●	– semicurado (30 g)	○	●	●
Langosta (100 g)	○	○	○	Mandarinas (50 g)	○	○	○
Langostinos (100 g)	○	○	○	Mango (120 g)	○	○	○
Leche	○	○	○	Manteca de cerdo (30 g)	○	●	○
– entera (250 ml)	○	●	●	Manteca de ganso (30 g)	○	●	●
– semidesnatada (250 ml)	○	○	○	Mantequilla (10 g)	○	●	●
– desnatada (250 ml)	○	○	○	Mantequilla derretida (30 g)	○	●	●
Lechuga (100 g)	○	○	○	Manzana (120 g)	○	○	○
Lechuga iceberg (100 g)	○	○	○	Manzana desecada (60 g)	○	○	○
Lenguado (150 g)	○	○	○	Margarina light (10 g)	○	○	○
Lentejas (70 g en crudo)	○	○	○	Margarina semigrasa (10 g)	○	○	○
Lentejas rojas (70 g en crudo)	○	○	○	Masa de hojaldre (20 g)	○	○	○
Liebre (150 g)	○	○	○	Mayonesa, 50 % M.G. (10 g)	○	○	○
Limas (75 g)	○	○	○	Mayonesa, 80 % M.G. (10 g)	○	●	●

Alimento	Carga glucémica por ración habitual	Mat. grasa	Valoración global
Mejillones (100 g)	○	○	○
Melocotones (120 g)	○	○	○
Melón (120 g)	○	○	○
Merluza (150 g)	○	○	○
Mermelada, máx. 50% azúcar (30 g)	○		
Mermelada de fresa (30 g)	○	○	○
Mero (150 g)	○	○	○
Miel (10 g)	○	○	○
Miel (30 g)	●	○	○
Minibiscottes (5 g)	○	○	○
Mollejas (50 g)	○	○	○
Morcilla (30 g)	○	●	●
– de Burgos (30 g)	○	●	●
– de cebolla (30 g)	○	●	●
Mortadela (20 g)	○	○	○
Mostaza (2 g)	○	○	○
Mozzarella, 45 % * (30 g)	○	○	○
Muesli (30 g)	○	○	○
Nabo (200 g)	○	○	○
Naranja (120 g)	○	○	○
Nata (1 cucharada sopera = 10 g)	○	○	○
Nata (30 g)	○	●	●
Nata líquida (30 g)	○	●	●
Navaja (100 g)	○	○	○
Nécora (100 g)	○	○	○
Nectarina (50 g)	○	○	○
Níscalos (100 g)	○	○	○

Alimento	Carga glucémica por ración habitual	Mat. grasa	Valoración global
Nueces (50 g)	○	○	○
Orejones (60 g)	○	○	○
Ositos de goma (5 piezas = 8 g)	○	○	○
Ositos de goma (20 piezas = 32 g)	●	○	●
Ostras (50 g)	○	○	○
Ostras (100 g)	○	○	○
Palometa (150 g)	○	○	○
Palomitas saladas (20 g)	○	○	○
Palomitas saladas (30 g)	○	○	○
Pan			
– Pan ideal de bajo IG (rebanada pequeña = 30 g)	○	○	○
– Pan ideal de bajo IG (50 g)	○	○	○
– Mezcla preparada para hacer pan ideal de bajo IG	○	○	○
– Pan integral (rebanada fina, 30 g)	○	○	○
– Pan integral (50 g)	○	○	○
– Pan blanco (50 g)	○	○	○
Papaya (120 g)	○	○	○
Pasas de corinto (1 cucharada sopera = 15 g)			
Pasas de corinto (60 g)	●	○	●
Pasta con huevo (50 g en crudo)	○	○	○
Pasta con huevo (100 g en crudo)	●	○	●
Pasta sin huevo (50 g en crudo)	○	○	○
Pasta sin huevo (100 g en crudo)	●	○	●
Patatas (100 g)	○	○	○
Patatas (200 g)	○	○	○

* Materia grasa sobre el extracto seco

Alimento	Carga glucémica por ración habitual	Mat. grasa	Valoración global	Alimento	Carga glucémica por ración habitual	Mat. grasa	Valoración global
Patatas fritas (150 g)	●	●	●	Pomelo (120 g)	○	○	○
Patatas fritas de bolsa (50 g)	○	●	●	Puerro (200 g)	○	○	○
Paté de hígado (20 g)	○	○	○	Pulpo (100 g)	○	○	○
Pato (150 g)	○	●	●	Puré de patata (150 g)	○	○	○
Pavo				Queso azul, 60% * (30 g)	○	●	●
– Pechuga sin piel (150 g)	○	○	○	Queso brie, 50% * (30 g)	○	●	●
– Muslos sin piel (150 g)	○	○	○	Queso camembert, 45 % * (30 g)	○	○	○
Pepinillos (100 g)	○	○	○	Queso camembert, 60% * (30 g)	○	●	●
Pepino (200 g)	○	○	○	Queso cheddar, 50% * (30 g)	○	●	●
Peras (120 g)	○	○	○	Queso de Burgos (30 g)	○	●	●
Percebe (100 g)	○	○	○	Queso de bola, 40% * (30 g)	○	○	○
Perdiz (150 g)	○	○	○	Queso de cabra, 45 % * (30 g)	○	○	○
Perejil (5 g)	○	○	○	Queso de Idiazábal (30 g)	○	●	●
Pescadilla (150 g)	○	○	○	Queso de tetilla (30 g)	○	●	●
Pescado (véanse diferentes tipos)				Queso de Villalón (30 g)	○	●	●
Pez espada (150 g)	○	○	○	Queso edam, 30 % * (30 g)	○	○	○
Pimiento (200 g)	○	○	○	Queso edam, 45% * (30 g)	○	●	●
Piña (120 g)	○	○	○	Queso emmental, 45% * (30 g)	○	●	●
Piñones (50 g)	○	○	○	Queso feta, 45 % * (30 g)	○	○	○
Pipas de calabaza (50 g)	○	○	○	Queso fresco, 20 % * (30 g)	○	○	○
Pipas de girasol (10 g)	○	○	○	Queso fresco extragraso (30 g)	○	●	●
Pistachos sin cáscara (50 g)	○	○	○	Queso fundido, 20 % * (30 g)	○	○	○
Pizza congelada con queso (200 g)	●	●	●	Queso fundido, 30 % * (30 g)	○	○	○
Plátano (120 g)	○	○	○	Queso fundido, 45 % * (30 g)	○	●	●
Pleurotus (100 g)	○	○	○	Queso gorgonzola, 48 % * (30 g)	○	●	●
Pollo				Queso gruyère, 45 % * (30 g)	○	●	●
– Pechuga sin piel (150 g)	○	○	○	Queso parmesano, 37% * (10 g)	○	○	○
– Muslos sin piel (150 g)	○	○	○	Rabanito picante (5 g)	○	○	○

Alimento	Carga glucémica por ración habitual	Mat. grasa	Valoración global
Rabanitos (100 g)	○	○	○
Rábano (100 g)	○	○	○
Radicchio (100 g)	○	○	○
Rape (150 g)	○	○	○
Rebozuelos (100 g)	○	○	○
Remolacha (120 g)	○	○	○
Repollo (200 g)	○	○	○
Requesón			
– desnatado, 0,3 % M.G. (30 g)	○	○	○
– graso, 20 % * (30 g)	○	○	○
– enriquecido con nata, 40 % * (30 g)	○	○	○
Riñones (100 g)	○	●	●
Roquefort (30 g)	○	●	●
Rosbif (fiambre) (30 g)	○	○	○
Rúcula (50 g)	○	○	○
Ruibarbo (120 g)	○	○	○
Salami (30 g)	○	●	●
Salchichas de Frankfurt (80 g)	○	●	●
Salchichón (30 g)	○	●	●
Salmón (150 g)	○	○	○
Salmón ahumado (50 g)	○	○	○
Salmonete (150 g)	○	○	○
Sandía (120 g)	○	○	○
Sardinas (200 g)	○	○	○
Sepia (100 g)	○	○	○
Sésamo (10 g)	○	○	○
Sesos (100 g)	○	●	●

Alimento	Carga glucémica por ración habitual	Mat. grasa	Valoración global
Setas (véanse también los diferentes tipos)	○	○	○
Sobrasada (30 g)	○	●	●
Sushi (100 g)	○	○	○
Tocino (30 g)	○	●	●
Tomates (200 g)	○	○	○
Tomate concentrado (5 g)	○	○	○
Torraos (70 g)	○	○	○
Trucha (150 g)	○	○	○
Trucha asalmonada (150 g)	○	○	○
Trucha de río (150 g)	○	○	○
Uvas (120 g)	○	○	○
Uvas pasas (1 cucharada sopera = 15 g)			
Uvas pasas (60 g)	●	○	●
Venado (150 g)	○	○	○
Vieira (100 g)	○	○	○
Yogur, 3,5 % M.G. (200 g)	○	○	○
Yogur, 1,5 % M.G. (200 g)	○	○	○
Yogur, 0,1 % M.G. (200 g)	○	○	○
Zanahoria (200 g)	○	○	○
Zumo de piña (250 ml)	○	○	○
Zumo de manzana (250 ml)	○	○	○
Zumo de naranja (250 ml)	○	○	○
Zumo de limón (20 g)	○	○	○
Zumo de pomelo sin azúcar (250 ml)	○	○	○
Zumo de tomate (250 ml)	○	○	○
Zumo de zanahoria (250 ml)	○	○	○

* Materia grasa sobre el extracto seco

Sinopsis

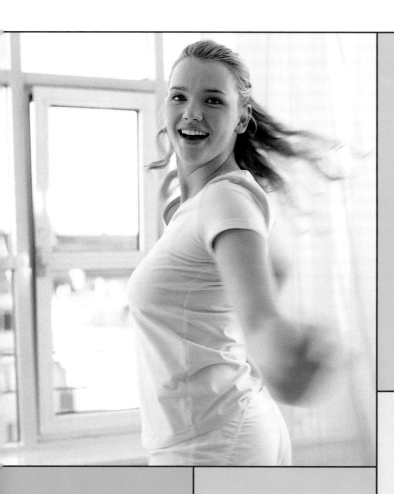

La grasa y los hidratos de carbono

La dieta ideal tiene en cuenta tanto las grasas como los hidratos de carbono, por lo que no constituye ni una dieta baja en grasas pura ni una dieta del índice glucémico. Mediante la combinación de ambos métodos de adelgazar, ofrece una vía óptima para alcanzar el peso deseado de forma sana y eficaz. No obstante, la alimentación sola no basta, sino que también es importante el ejercicio físico.

Sólo cuando se queman más calorías de las ingeridas se adelgaza. Por ello se renuncia a calorías que sacian poco, como las grasas y los hidratos de carbono de elevado IG (véase arriba).

Datos estadísticos

Una de cada dos personas en los países industrializados tiene sobrepeso y una de cada cinco es obesa con serios riesgos para su salud. El sobrepeso es, por tanto, el problema de salud más extendido en los países industrializados.

Cuidado con la barriga cervecera

Cuando la grasa se acumula en el abdomen, se habla de figura androide o tipo manzana. Estas personas tienen un mayor riesgo de sufrir diabetes y enfermedades cardio-vasculares.

Índice glucémico (IG)

El índice glucémico (IG) es un indicador de la velocidad del aumento del azúcar en sangre tras la ingesta de hidratos de carbono. Al aumentar el nivel de azúcar en sangre, el organismo segrega insulina para poder introducir el azúcar en las células. No obstante, la insulina permite a las células adiposas almacenar grasa y bloquear la disgregación de los lípidos. Por tanto, un elevado nivel de insulina provoca problemas de peso. Mientras más alto sea el IG de un alimento, más deprisa se sintetizará insulina y peor se vaciarán los almacenes de grasa. Por ello, este tipo de alimentos no es adecuado para adelgazar.

No existe ninguna norma fija sobre cuántas veces debe comerse al día, sino que se decide de forma individual. Importante es encontrar un ritmo fijo de comidas. Así se evitan el picoteo y los ataques de hambre voraz. La dieta ideal le ofrece tres comidas principales y dos secundarias para cada día.

Adelgazar en función del tipo metabólico

A grosso modo las personas pueden clasificarse en tres grupos según su metabolismo:

→ El almacenador engorda en seguida y le cuesta adelgazar; tiene apetito de dulce a menudo y hace poco deporte. Para adelgazar necesita una dieta moderada en hidratos de carbono, es decir, las recetas verdes. Con las recetas amarillas será difícil o tardará más tiempo.

→ Al tipo mixto pertenecen la mayoría de las personas. Les gusta comer y comen casi de todo, practican poco o ningún deporte y engordan constantemente. Pueden adelgazar con las recetas verdes y, normalmente, también las amarillas. No obstante, estas últimas son más adecuadas para estabilizar el peso.

→ El quemador engorda lentamente. Le gusta hacer deporte y tiene pocas veces problemas de peso. Para adelgazar debería practicar mucho deporte y alimentarse a base de recetas verdes, amarillas y rojas. Mientras más recetas verdes entren en la composición, más rápido perderá los kilos de más.

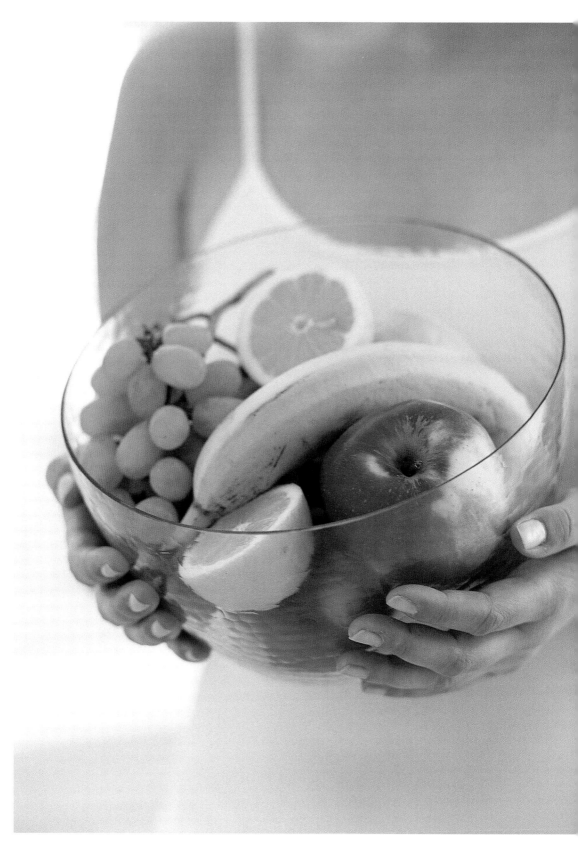

Las recetas ideales

Con la dieta ideal la satisfacción de adelgazar empezará con la comida. En este capítulo encontrará 100 pruebas de que una dieta moderada en grasas e hidratos de carbono puede ser deliciosa. Y como además estas rápidas recetas se pueden integrar muy bien en el día a día, usted se mantendrá delgado y en forma.

Sencillas pero sabrosas

Con las sencillas recetas ideales le será fácil adelgazar. El resto de cosas que debe saber, también se lo contamos aquí.

Las recetas de la dieta tienen que poder prepararse rápido, ser variadas, sencillas, muchas de ellas tienen que ser aptas para llevar a la oficina y todas deben saber muy bien. ¿Que no suena precisamente a comida de régimen? Es que tampoco lo es, pues usted podrá elegir libremente entre las 100 recetas más sus numerosas variaciones, sin tener que atenerse a ningún plan estricto, tachar radicalmente ningún alimento ni contar puntos de colores, grasas o calorías. Lo que debe tener en cuenta es lo siguiente:

→ Las recetas verdes le garantizan el éxito a la hora de adelgazar. Apenas contienen grasa y la que contienen es grasa saludable proveniente de aceites vegetales y pescado. Además apenas aportan hidratos de carbono de liberación rápida a la sangre y que aumentan el nivel de insulina, ya que este tipo de hidratos de carbono entorpecería la degradación de las grasas en las células adiposas. Lo que se pretende con las recetas verdes es justamente lo contrario.

→ Con las recetas amarillas mantendrá su peso o adelgazará lentamente. Aquí se han tenido menos en cuenta los hidratos de carbono, aunque sí las grasas.

→ Las recetas rojas están concebidas para situaciones excepcionales a modo de recompensa y para las personas deportistas como alternativa adicional. Pero tenga cuidado: sólo las personas que hagan mucho deporte diariamente podrán permitirse comerlas todos los días sin engordar.

Cómo funciona

Más fácil no puede ser: elija cada día un desayuno y dos comidas principales para el almuerzo y la cena del amplio catálogo de recetas. Éstas son muy variadas, por lo que le recomendamos que pruebe a menudo platos nuevos. También puede variar usted mismo las recetas sustituyendo un tipo de verdura por otro también «verde» (véase tabla de alimentos en la página 66). De este modo la dieta ideal le seguirá gustando después de varias semanas, no se le hará ni aburrida ni monótona y le proporcionará los nutrientes necesarios.

Entre horas

Además de las comidas principales puede permitirse un mínimo de dos pequeños tentempiés entre horas. Uno de ellos deberá consistir en fruta o verdura, con excepción del plátano y el aguacate, ya que éstos no se encuentran entre los alimentos verdes (véase tabla en la página 66). Una manzana, una zanahoria, uvas, tiras de pimiento crudo y otras muchas cosas, en cambio, son ideales. Como segundo tentempié tómese un yogur desnatado o un poco de queso blanco desnatado, a los que puede añadir una cucharadita de avellanas, pipas de calabaza, nueces o cacahuetes picados para darle más sabor al conjunto. Estas mezclas constituyen una buena alternativa a los artículos convencionales para picar, que suelen ser demasiado grasos.

Puede tomarse los tentempiés cuando más le apetezca. Algunas personas prefieren tomarlos a modo de postre justo después de la comida, mientras otras prefieren calmar con ellos el hambre que entra a media tarde y aguantar así bien hasta la cena. En cualquier caso, usted elige.

No se olvide de beber

Para finalizar, algo muy importante: beba al menos dos litros de agua diarios. El agua es necesaria para no perder la energía. A partir de una deshidratación de sólo el dos por ciento, el organismo reacciona al déficit de agua: aparecen malestar y dificultades para concentrarse, y disminuye el rendimiento. Con ello, el organismo quema también menos calorías. Además, el agua inhibe la sensación de hambre. La experiencia demuestra que un vaso de agua puede hacer desaparecer las sensaciones difusas de hambre. Y también por eso el agua es importante cuando se quiere adelgazar. Nosotros recomendamos beber agua rica en calcio. En la tabla de la página 87, que no es exhaustiva, podrá comprobar que existen numerosas aguas minerales ricas en calcio. El organismo absorbe especialmente bien el calcio aportado por el agua mineral. Normalmente obtenemos este importante constituyente de los huesos a través de los productos lácteos. Especialmente el queso es muy rico en calcio. Sin embargo, dado que esta dieta moderada en grasas prescinde de la mayor parte de las variedades de queso graso, le aconsejamos que tome agua mineral rica en calcio. De este modo se asegurará de que no le faltará el calcio, que es una buena medida preventiva frente a la osteoporosis.

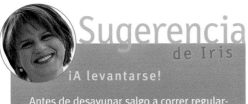

Sugerencia
de Iris

¡A levantarse!

Antes de desayunar salgo a correr regularmente. Para no sentir el estómago tan vacío, siempre bebo antes un vaso de agua.

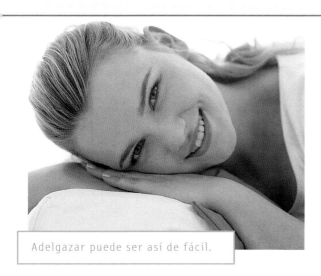

Adelgazar puede ser así de fácil.

Cuidado con los hidratos de carbono

Si aplica de forma consecuente las recetas verdes, se dará cuenta en seguida de que en ellas faltan o sólo se encuentran representados en pequeñas cantidades el arroz, las patatas y la pasta. Ésto se debe a que unas porciones mayores de dichos alimentos aumentarían la carga glucémica (CG), lo cual programaría al organismo para acumular grasa. Si le resulta demasiado estricto siempre puede comer de vez en cuando alguna receta amarilla.

El pan para acompañar la dieta

Por las mañanas es habitual comer galletas, bollos o tostadas, a menudo con merme-lada. Con ello comenzamos el día con una gran cantidad de hidratos de carbono, necesarios para ponernos en marcha. Por la noche, muchos acompañan también la cena de pan. No obstante, estos hidratos de carbono hacen elevarse el nivel de azúcar en sangre y estimulan la producción de insulina sin mantenernos en forma por mucho tiempo. La mejor alternativa sería un desayuno verde o una cena con poco pan blanco, y comer a cambio más verdura o determinadas variedades de fruta con una carga glucémica baja (véase página 66), ya que estos alimentos nos proporcionan la suficiente energía sin estimular innecesariamente el metabolismo del azúcar ni engordar.

El pan ideal de bajo IG

Para las personas que quieran llevar una dieta baja en hidratos de carbono sin por ello prescindir del pan, se ha creado el pan ideal de bajo IG. El índice glucémico del pan puede variar mucho, ya que depende tanto de los ingredientes del mismo como de su grado de trituración. El pan blanco y el pan integral de grano fino tienen un índice glucémico mayor que los panes con grano entero y semillas oleaginosas como las de lino, pipas de calabaza y copos de avena. El pan ideal bajo en IG garantiza una elevación paulatina del azúcar en sangre y una respuesta insulínica moderada. De esa forma, este pan es el acompañante ideal de la dieta. 100 gramos, es decir, dos rebanadas gordas, del pan ideal de bajo IG fabricado a partir de harina integral de centeno, trigo y avena con semillas de girasol y lino, así como salvado de harina concentrado y fibras contienen apenas 200 kcal, unos 8 g de proteínas, 36 g de hidratos de carbono, sólo 3 g de grasa y nada menos que 8,5 g de fibra.

El índice glucémico del pan ideal bajo en IG, calculado en la Universidad de Friburgo, se encuentra en el área de alimentos verdes. Y lo mismo cabe decir de su carga glucémica. Gracias a ello y a su elevado contenido proteico, este pan es ideal para dietas con las que pretenda reducir la cantidad de hidratos de carbono, adelgazar y mante-

nerse en forma. Algunos establecimientos especializados lo venden, al igual que otras alternativas, como las mezclas preparadas para hacer pan ideal de bajo IG con las que podrá hacer el pan en casa.

Fácil de usar

Con el objetivo de facilitarle la elección de las recetas lo más posible, debajo del nombre de cada una encontrará algunas de sus principales características de forma esquemática. Así encontrará numerosas recetas vegetarianas, muchas aptas para llevar a la oficina (y a otros lugares de trabajo) y, además, una gran selección de recetas económicas. Si tiene mucha prisa, haga uso de las recetas relámpago, para las que sólo necesitará alrededor de 15 minutos. No obstante, ninguna de las recetas requiere más de 30 minutos de preparación. El resto del tiempo es tiempo de horno, de cocción o de remojo, que no implica tiempo activo por su parte dedicado a la cocina.

Si tiene mucho estrés y poco tiempo para hacer la compra, utilice verduras y frutas congeladas. Además, siempre existe la posibilidad de variar los ingredientes de las recetas. Los alimentos que reciben la misma valoración en la tabla ideal de alimentos (véase página 66) pueden ser intercambiados sin problemas.

El consejo ideal

→ Todas las recetas están calculadas para una persona. Como seguro que también son apetitosas para sus familiares y amigos, multiplique simplemente las cantidades en función del número de comensales.

→ Para las recetas al horno, coloque los alimentos a una altura intermedia. Si tiene un horno de convección, no hace falta que lo precaliente y puede reducir la temperatura indicada en alrededor de un diez por ciento.

Desayunos

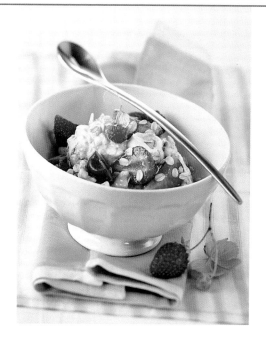

Muesli de frutas del bosque

→ Receta apta para la oficina, vegetariana

1. Lavar las frutas del bosque, quitar el hueso a las cerezas y cortarlas en cuartos. Si utiliza frutas del bosque congeladas, descongelarlas previamente, y si las cerezas son de frasco, escurrirlas antes.

2. Remover las frutas con los copos de avena, la leche y el yogur.

El consejo ideal

Evite las frutas en conserva o en tarro que hayan sido cocidas en almíbar. Mejores para su figura son las frutas frescas y las congeladas, las cuales, además, conservan todos los nutrientes. Si no tiene en casa, también puede utilizar frutas en conserva a las que no se haya añadido azúcar, sino como mucho edulcorantes artificiales.

Preparación: 10 minutos

200 g de frambuesas, fresas (frescas o congeladas) o cerezas (frescas o de frasco sin azucarar)
4 cucharadas de copos de avena de grano grueso
4 cucharadas de leche semidesnatada | 75 g de yogur desnatado

Cada porción contiene:
264 kcal, 12 g de proteínas, 4 g de grasa, 40 g de hidratos de carbono, 16 g de fibra

Macedonia de zanahoria y manzana

→ Receta relámpago, apta para la oficina, vegetariana

Desayuno relámpago

→ Receta relámpago, apta para la oficina, vegetariana

Preparación: 10 minutos

1 cucharada de almendras laminadas | 1 zanahoria
1 manzana pequeña
1/2 cucharadita de zumo de limón
1 cucharada de pasas
2 cucharadas de yogur desnatado

Cada porción contiene:
172 kcal, 4 g de proteínas, 6 g de grasa,
24 g de hidratos de carbono, 8 g de fibra

1. Tostar las almendras laminadas brevemente en la sartén sin grasa ni aceite.

2. Pelar y rallar la zanahoria y la manzana, y rociarlas con el zumo de limón. Añadir y mezclar las pasas, las almendras tostadas y el yogur.

Preparación: 1 minuto

200 g de yogur desnatado
100 ml de zumo de pera
100 ml de mosto blanco
Canela

Cada porción contiene:
197 kcal, 10 g de proteínas, 1 g de grasa,
35 g de hidratos de carbono, 0 g de fibra

Mezclar el yogur con los zumos y añadir canela al gusto.

Entrevista

Adelgazar trabajando

Pregunta: ¿Cómo has conseguido adelgazar a pesar del trabajo?

Dagmar: Funcionó bien. Como sólo trabajo a media jornada, cocinaba por las tardes para el día siguiente. Muchas comidas las podía llevar a la oficina.

Pregunta: ¿Y si hubieses trabajado a jornada completa?

Dagmar: También lo hubiese conseguido, sin duda. Además, también se puede comer una ensalada en el comedor de la empresa.

Bocadillo vegetal

→ Receta vegetariana

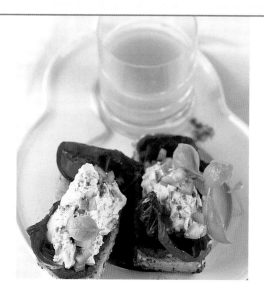

1. Lavar los tomates y partir en cuartos. Quitar el pedúnculo, las pepitas y las partes blancas del pimiento, lavarlo y cortarlo en dados.

2. Lavar la albahaca, escurrirla hasta que esté seca y picar las hojas. Mezclar la albahaca, los tomates y los pimientos con el queso. Condimentar con sal, pimienta y pimentón.

3. Partir el pan en dos mitades y untarlas con el tomate concentrado. Colocar encima la hojas de lechuga y untar sobre ellas el queso.

Preparación: 15 minutos

4 tomates cherry
1/2 pimiento pequeño
3 ramitas de albahaca
50 g de queso blanco desnatado
Sal yodada | pimienta
Pimentón
1 barrita de pan integral
1 cucharada de tomate concentrado
4 hojas de lechuga

Cada porción contiene:
302 kcal, 17 g de proteínas, 4 g de grasa, 48 g de hidratos de carbono, 10 g de fibra

El consejo ideal

→ Si le apetece más comer algo dulce, puede preparar una variación con frutas. Corte entonces, en vez del tomate y el pimiento, una manzana dulce en daditos, mézclelos con el queso junto con un poco de zumo de manzana y condiméntelo con canela. No unte en este caso el tomate concentrado.

→ Si no se lo come todo por la mañana, puede llevarse la mitad a la oficina para comerla a media mañana.

→ La otra mitad del pimiento, en la nevera, se conserva fresca unos cuatro días. La puede utilizar para la ensalada de atún y puerro (página 97), para el bocadillo multicolor (página 90) o para las crepes rellenas de verdura (página 102).

Tosta de queso con berros y tomate

→ Receta relámpago, vegetariana, económica

Tosta de cecina

→ Receta relámpago

Preparación: 5 minutos

1 cucharada de berro
2 cucharadas de queso blanco desnatado
Sal yodada | pimienta
1 rebanada de pan integral con bajo IG (véase página 80)
1 tomate pequeño
250 ml de zumo de frutas

Cada porción contiene:
218 kcal, 8 g de proteínas, 2 g de grasa, 40 g de hidratos de carbono, 3 g de fibra

1. Lavar las hojas del berro, mezclar la mitad con el queso y condimentar con sal y pimenta. Untar la rebanada de pan con la mezcla.

2. Lavar los tomates y cortarlos en rodajas. Colocar encima del pan y condimentar con el resto del berro, sal y pimienta.

3. Para acompañar, beba un zumo de frutas.

Preparación: 5 minutos

1 rebanada de pan integral con bajo IG (véase página 80)
1 cucharada de queso fresco (5 % M.G.)
30 g de cecina | 1 kiwi
250 ml de zumo de frutas

Cada porción contiene:
272 kcal, 11 g de proteínas, 4 g de grasa, 45 g de hidratos de carbono, 5 g de fibra

1. Untar el pan con el queso y poner encima la cecina.

2. Pelar el kiwi, cortarlo en rodajas gruesas y ponerlas encima de la cecina.

3. Para acompañar, beba un zumo de frutas.

El consejo ideal

Cuando vaya a la compra, fíjese en el contenido exacto en materia grasa del queso fresco. La mayoría de las marcas ofrecen alternativas *light* con menos del diez por ciento de materia grasa. También puede utilizar requesón desnatado.

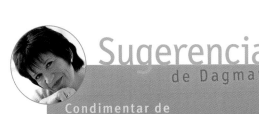

Sugerencia
de Dagmar

Condimentar de forma adecuada

En vez de sal yodada yo utilizo sal con hierbas yodada. Así los platos están aún más sabrosos.

Tentempiés

La dieta ideal prevé dos tentempiés al día. Se pueden comer a modo de postre o excepcionalmente por la noche mientras se ve la tele.

Tentempiés adecuados son:
→ La fruta y verdura en cantidades normales (excepto los plátanos, los aguacates y las aceitunas).
→ Mezclas caseras de yogur natural con trozos de fruta o verdura, o con una cucharada de frutos secos en trocitos, coco rallado o sésamo. También se puede comer el yogur natural solo. Lógicamente quedan excluidos todos los yogures azucarados, es decir, la mayoría de los yogures de fruta que se comercializan.

→ Bebidas a base de frutas trituradas en casa (excepto plátanos) con zumos o productos lácteos semidesnatados (leche, yogur, kéfir, suero lácteo o bebidas de soja). Casi todas las mezclas preparadas quedan excluidas, ya que contienen azúcar. En las páginas 88–89 encontrará tres recetas que se pueden tomar tanto como tentempié como a modo de postre.
Es necesario beber entre 1,5 y 2 litros de agua al día. Procure beber agua con un alto contenido en calcio (véase análisis en la etiqueta de la botella) para prevenir la muy extendida descalcificación. En la página de la derecha se encuentra una pequeña selección de aguas minerales comerciales que le ayudarán a prevenir el déficit de calcio.

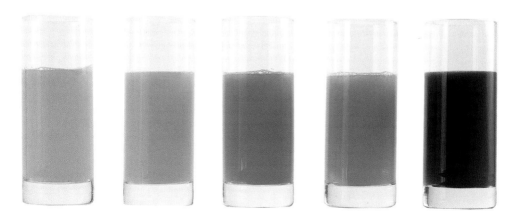

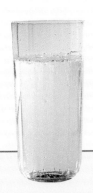

Marca	Contenido en minerales (mg/l)			
	Calcio	Potasio	Magnesio	Sodio
Agua de sierra	118,0	2,9	51,0	–
Alhama	122,0	4,0	51,0	21,2
Amn carbónica Insalus	367,4	1,7	0,2	11,2
Bastida	104,2	1,5	25,3	33,7
Betelu	100,8	6,5	23,3	157,0
El Cañar	104,2	–	38,9	–
El Portell	95,4	–	12,2	23,6
Font Sol	118,0	2,9	51,0	80,1
Font Sorda	83,4	1,5	29,0	26,8
Fontecabras	93,0	–	38,9	–
Fontjaraba	100,3	2,5	40,9	42,5
Fontpicant	114,6	5,3	47,7	62,7
Fournier	85,0	1,5	26,3	21,3
Fuente En Segures	92,2	1,2	4,4	2,7
Fuente Primavera	86,6	1,3	23,3	20,7
Insalus	161,9	1,3	20,9	11,2
La Ideal	82,6	10,1	39,9	61,0
La Paz	103,4	1,6	14,9	9,4
La Zarza	104,2	0,8	34,4	3,9
Lunares	102,7	2,7	36,7	39,5
Montepinos	93,8	–	3,4	1,8
Peñaclara	141,0	1,3	28,2	13,9
Santolín	89,9	–	2,4	2,6
Schönborn Quelle	184,0	1,2	22,0	14,0
Villajuiga	83,4	48,0	46,7	568,0
Zambra	93,8	–	25,3	21,3

– = datos no disponibles
Los datos de la tabla se corresponden con los datos de las etiquetas de las botellas.

Pudin de frutas del bosque con crema de vainilla → Receta vegetariana, apta para la oficina

Preparación: 15 minutos
En frío: 2 horas

Para el pudin:

1 cucharadita de maicena
3 cucharadas de mosto
75 g de frutas del bosque (congeladas) | 1/2 rama de vainilla

Para la crema:

1/2 rama de vainilla
50 g de queso blanco desnatado
2 cucharadas de leche semi-desnatada | 1/2 medio sobre
de azúcar de vainilla

Cada porción contiene:
134 kcal, 8 g de proteínas, 1 g de grasa,
21 g de hidratos de carbono, 3 g de fibra

1. Mezclar la maicena con un poco del mosto. Cocer las frutas del bosque en el resto de mosto hasta que se ablanden. Cortar la rama de vainilla a lo largo y añadir a los frutos.

2. Calentar la maicena disuelta sin dejar de remover hasta que cueza. Sacar la rama de vainilla. Verter el pudin en cuencos para postre y meter en el frigorífico para que adquiera consistencia.

3. Para la crema, cortar la rama de vainilla a lo largo con un cuchillo y extraer la pulpa. Mezclarla con el queso, la leche y el azúcar de vainilla. Sírvase con el pudin.

Entrevista

Tiempo y dinero

Pregunta: ¿Has gastado más dinero en comer durante la dieta?

Katja: Probablemente no, aunque a ciencia cierta tampoco lo puedo decir. Si bien nunca había ido tan a menudo a la compra como con esta dieta, antes salía mucho a comer fuera, lo cual tampoco es barato precisamente.

Pregunta: ¿Te ha dado mucho trabajo la dieta?

Katja: Hay que ir más a menudo a la compra, pero la mayoría de las recetas son fáciles y rápidas de preparar, así es que el trabajo que da se mantiene dentro de unos límites.

Crema de kiwi y manzana

→ Receta relámpago, vegetariana

Bocaditos de frutas del bosque

→ Exquisitez

Preparación: 5 minutos

1 kiwi
1 manzana
Canela

Cada porción contiene:
82 kcal, 1 g de proteínas, 1 g de grasa,
17 g de hidratos de carbono, 4 g de fibra

1. Pelar el kiwi y la manzana. Machacar el kiwi, quitar las pepitas de la manzana y rallarla fina.

2. Mezclar la manzana rallada con el puré de kiwi y condimentar con canela.

Preparación: 20 minutos
En frío: 4 horas

5 hojas de gelatina blanca
300 g de queso fresco (0,2 % M.G.)
150 g de yogur desnatado
3 cucharadas de azúcar
100 ml de mosto tinto
150 g de frutas del bosque
(congeladas)
Bayas frescas para decorar

Cada loncha contiene:
69 kcal, 6 g de proteínas, 0 g de grasa,
9 g de hidratos de carbono, 1 g de fibra

1. Poner la gelatina en remojo en agua fría. Mezclar el queso, el yogur y el azúcar. Exprimir la gelatina, calentarla (sin cocer), disolver en el mosto y mezclarla con la masa de queso fresco. Colocar la mezcla en lugar fresco hasta que empiece a gelatinizarse.

2. Descongelar las frutas del bosque, cortar en trozos las grandes y mezclar con la masa de queso fresco. Verter en un molde rectangular, tapar con papel transparente, meterlo en el frigorífico y dejarlo enfriar al menos durante cuatro horas.

3. Desmoldar y cortar en ocho lonchas gruesas. Servir decorado con bayas frescas. Los bocaditos de frutas del bosque se conservan durante varios días en la nevera.

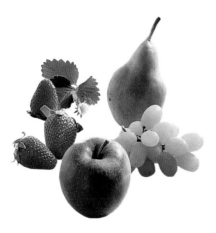

89

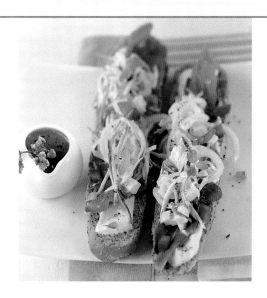

Bocadillo multicolor

→ Receta apta para
la oficina, económica

1. Pelar las cebollas y cortarlas en aros finos. Cortar el pimiento por la mitad y quitarle las semillas y las pieles de dentro. Lavarlo y cortarlo en dados. Cortar el queso también en daditos. Lavar el calabacín y cortarlo en palitos.

2. Mezclar el vinagre con la sal, la pimienta y el azúcar, y añadir el aceite y la mejorana poco a poco. Marinar la verdura brevemente en el aliño.

3. Partir el pan a la mitad y untarlo con una cucharada de nata espesa. Lavar y secar las hojas de lechuga y colocarlas sobre la barrita abierta.

4. Mezclar la verdura con el queso y el resto de nata, repartir sobre el pan y listo para degustar.

Preparación: 20 minutos

1 cebolla pequeña
1/2 pimiento morrón
1 loncha de queso (30 g) (40 %
M.G. ext. seco) | 1/2 calabacín
1 cucharadita de vinagre de fruta
Sal yodada | pimienta | azúcar
1 cucharadita de aceite de semillas
Mejorana seca
1 barrita de pan integral
3 cucharadas de nata espesa
2 hojitas de lechuga

Cada porción contiene:
320 kcal, 13 g de proteínas, 17 g de grasa, 27 g de hidratos de carbono, 6 g de fibra

El consejo ideal

→ Para llevarlo a la oficina, remueva la mezcla de verdura y queso con 3 cucharadas de nata espesa, métala en una fiambrera y cómala en la oficina acompañada del pan.

→ La otra mitad del pimiento y del calabacín, envueltas en papel transparente, se conservan frescas unos cuatro días en la nevera. El pimiento lo puede utilizar para el bocadillo vegetal (página 84) o para las crepes rellenas de verdura (página 102). El calabacín, para el montadito de setas y verduras (página 92).

2

Montaditos
de rabanitos
→ Receta relámpago, económica,
  apta para la oficina, vegetariana

Bocadillo de ave
→ Receta relámpago, apta para
  la oficina, económica

Preparación: 15 minutos

1/2 manojo de cebollinos
8 rabanitos pequeños
8 cucharadas de queso blanco
desnatado
1/4 de cucharadita de mostaza
suave
Sal yodada | pimienta
2 panecillos integrales

Cada porción contiene:
345 kcal, 26 g de proteínas, 4 g de grasa,
49 g de hidratos de carbono, 9 g de fibra

1. Lavar el cebollino y los rabanitos, cortar
el cebollino en aritos finos y los rabanitos en
palitos. Mezclar ambos con el queso y un poco
de mostaza; salpimentar.

2. Partir los panecillo en dos mitades y untarlas con la mezcla preparada.

Preparación: 15 minutos

50 g de pechuga de pollo sin piel
Sal yodada | pimienta
Curry | 1 cucharadita de aceite de
semillas
1 cucharadita de almendras
picadas
Unas hojitas de achicorias
1 kiwi
2 cucharaditas de nata espesa
1 cucharadita de uvas pasas
1 barrita de pan integral

Cada porción contiene:
305 kcal, 18 g de proteínas, 11 g de grasa,
31 g de hidratos de carbono, 7 g de fibra

1. Lavar y secar la pechuga de pollo, condi-
mentarla con sal, pimienta y curry, cortarla
en filetes finos y freírlos en aceite caliente
1 minuto por cada lado.

2. Tostar las almendras en aceite caliente.
Limpiar y lavar la achicoria. Pelar el kiwi y
cortarlo en rodajas finas. Mezclar una cucharadita de nata con las pasas y las almendras.

3. Cortar el pan por la mitad, untar la mitad
inferior con una cucharadita de nata, colocar
encima las hojas de achicoria, el kiwi y los
filetes de pechuga de pollo. Verter el aliño por
encima y cerrar el bocadillo.

Montadito de setas y verduras

→ Receta económica, apta para la oficina, vegetariana

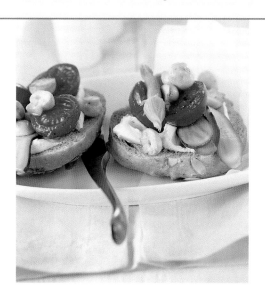

1. Lavar el calabacín y los tomates, y limpiar los champiñones con un paño de cocina.

2. Cortar la verdura y las setas en rebanadas gruesas, y rehogar en aceite caliente. Dejar enfriar. Salpimentar el queso blanco.

3. Partir el panecillo en dos mitades y untarlas con el queso. Rellenar con las rodajas de verdura y champiñones.

El consejo ideal

→ La otra mitad del calabacín, envuelta en papel transparente, se conserva fresca unos cuatro días en la nevera. El calabacín restante puede utilizarlo para el bocadillo multicolor (página 90).

→ Si anda justo de tiempo o no le gusta el calabacín, prescinda de él y, en su lugar, mezcle las rodajas de tomate y champiñones crudos con el queso blanco. Añadir albahaca picada generosamente.

→ Puede sustituir los champiñones por gírgolas. En este caso, corte las setas en láminas finas, fríalas en la sartén y añada después la verdura para que se rehoguen juntas.

Preparación: 15 minutos

1/2 calabacín
6 tomates cherry
50 g de champiñones
1 cucharadita de aceite de oliva
2 cucharadas de queso blanco desnatado
Sal yodada | pimienta
1 panecillo integral

Cada porción contiene:

208 kcal, 10 g de proteínas, 6 g de grasa, 27 g de hidratos de carbono, 6 g de fibra

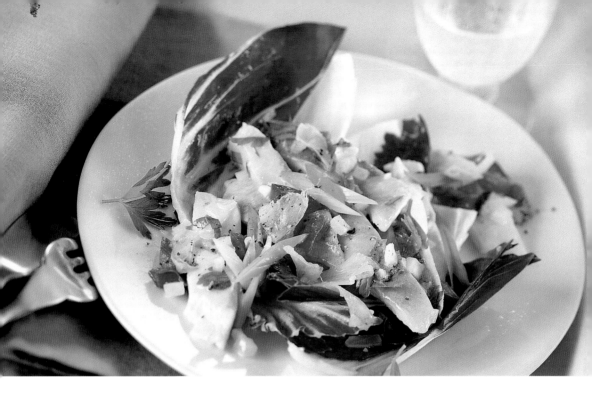

Ensalada de trucha

→ Receta relámpago, apta para la oficina

Preparación: 15 minutos

1 cebolla pequeña
3 ramitas de perejil
1 limón
125 g de filete de trucha sin piel
ni espinas
Sal yodada
1 puerro muy finito
1 pimiento morrón pequeño
1 diente de ajo
Jengibre recién molido
50 ml de crema de coco
Pimienta
1 achicoria pequeña

1. Pelar las cebollas y picar finas. Lavar el perejil y picar las hojas. Exprimir el limón. Lavar el filete de pescado y trocear. Mezclar el zumo de limón, el perejil y la cebolla, añadir sal y marinar el pescado con el aliño.

2. Limpiar el puerro, cortar a lo largo, lavar bien y cortar la parte blanca en aros gruesos. Partir el pimiento por la mitad y quitar el pedúnculo, las pepitas y las partes blancas. Lavarlo y cortarlo en dados.

3. Pelar el diente de ajo, machacarlo y mezclarlo junto con el jengibre con la crema de coco. Salpimentar. Lavar la achicoria y cortarla en trozos.

4. Calentar el pescado brevemente en el adobo, dejar enfriar y mezclar con la verdura y la crema de coco. Añadir a las hojas de achicoria cortadas.

Variante

A quien le guste el pescado crudo, puede tener los trozos de pescado (ha de ser muy fresco) marinando 24 horas en la nevera en el zumo de limón y añadirlos crudos a la ensalada.

Cada porción contiene:
285 kcal, 35 g de proteínas, 13 g de grasa,
7 g de hidratos de carbono, 6 g de fibra

Espárragos con vinagreta de miel
→ Exquisitez

Ensalada de espárragos
→ Receta apta para la oficina

Preparación: 30 minutos

500 g de espárragos blancos
Sal yodada | azúcar
50 g de lomo embuchado
1 ramita de albahaca
1/4 de cucharadita de miel
1 cucharada de vinagre de
manzana
1 cucharadita de aceite de nuez (o
de oliva) | pimienta | 1/4 de
cucharadita de mostaza suave

Cada porción contiene:
171 kcal, 17 g de proteínas, 8 g de grasa,
9 g de hidratos de carbono, 7 g de fibra

1. Pelar los espárragos, cortar el extremo inferior, poner al fuego en agua salada con una pizca de azúcar y dejar hacer durante 20 minutos sin que el agua llegue a hervir. Cortar el lomo en tiras finas. Lavar la albahaca y picar las hojas.

2. Mezclar la miel con el vinagre, el aceite y una cucharadita del jugo de los espárragos, condimentar con sal, pimienta, mostaza y albahaca.

3. Verter la vinagreta de miel sobre los espárragos y colocar las tiras de lomo encima. Para tomar fría o caliente.

Variante

También puede utilizar espárragos verdes. En este caso, sólo hace falta pelar la parte de abajo. Cocción: 10–15 minutos.

Preparación: 25 minutos

250 g de espárragos blancos
Sal yodada | azúcar
1 cucharadita de vinagre de
manzana
1 cucharada de aceite de oliva
1/4 de cucharadita de mostaza
suave
Pimienta
100 g de gambas cocidas
1/4 de manojo de perejil

Cada porción contiene:
213 kcal, 23 g de proteínas, 12 g de grasa,
4 g de hidratos de carbono, 3 g de fibra

1. Pelar los espárragos, cortar el extremo inferior, poner al fuego en agua salada con una pizca de azúcar y dejar hacer durante 20 minutos sin que el agua llegue a hervir.

2. Mezclar el vinagre, el aceite y una cucharadita del jugo de los espárragos, condimentar con sal y pimienta. Poner a escurrir las gambas. Lavar el perejil, secarlo y picar las hojas.

3. Cortar los espárragos en trozos, mezclar con las gambas, rociar con el aliño y espolvorear con el perejil.

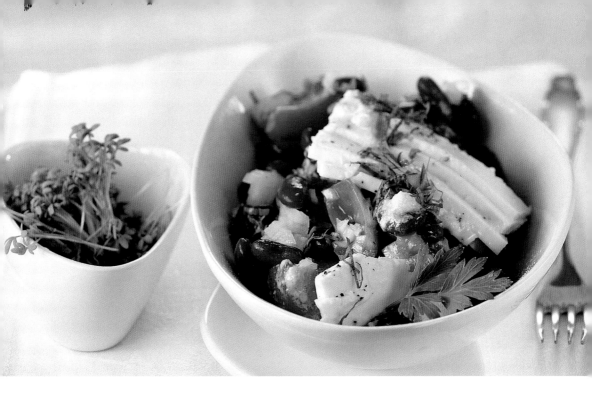

Ensalada de alubias rojas

→ Receta vegetariana, apta para la oficina, económica

Preparación: 15 minutos
Maceración: 2 horas

150 g de alubias rojas en conserva
1 cebolla pequeña
1 tomate de ensalada
25 g de queso feta
1 manojo de perejil
1/2 cajita de berros
1/4 de cucharadita de mostaza
1/4 de cucharadita de salsa de
rabanito picante
1 cucharada de vinagre balsámico
1 cucharadita de aceite de oliva
Sal yodada | pimienta

Cada porción contiene:
216 kcal, 14 g de proteínas, 10 g de grasa,
17 g de hidratos de carbono, 9 g de fibra

1. Dejar escurrir las alubias. Pelar la cebolla y picarla fina. Hacer una incisión en forma de cruz en la parte de abajo de los tomates, escaldarlos brevemente en agua hirviendo, pelarlos y cortarlos en trozos pequeños. Cortar el queso feta en tiras finas.

2. Lavar el perejil y los berros, picar las hojas y mezclarlos con la mostaza, la salsa de rabanito picante, el vinagre y el aceite.

3. Mezclar la salsa con las alubias, las cebollas, los tomates y el queso, y salpimentar. Dejar macerar al menos durante 2 horas.

Variante

→ En lugar de las alubias rojas pueden utilizarse 150 g de atún sin aceite. Desmenuzar el atún con un tenedor, dejar escurrir y mezclar con los ingredientes como se indica con las alubias.

→ El queso feta, en la nevera, se conserva fresco entre tres y cuatro días. Puede usarlo para el gratinado de berenjena (página 118).

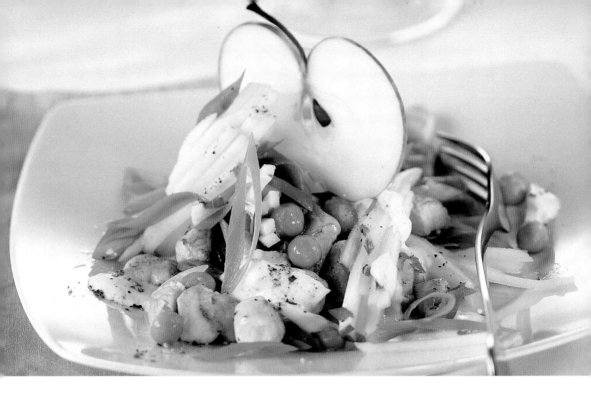

Ensalada de cebolletas tiernas con pollo → Receta apta para la oficina, económica

Preparación: 20 minutos

50 g de guisantes (frescos o congelados)
1 manojo de cebolletas tiernas
1 cucharada de aceite de semillas
100 g de pechuga de pollo
50 ml de zumo de manzana
1/2 manzana
2 cucharadas de nata espesa
1/4 de cucharadita de mostaza
1 cucharadita de vinagre de manzana
Sal yodada | pimienta

Cada porción contiene:
329 kcal, 29 g de proteínas, 15 g de grasa, 20 g de hidratos de carbono, 4 g de fibra

1. Desvainar los guisantes frescos y hacerlos durante 15 minutos a fuego lento o descongelar los guisantes congelados.

2. Lavar las cebolletas, cortarlas en aros finos y rehogarlas en aceite caliente. Cortar la pechuga de pollo en daditos, añadirlos junto con los guisantes a las cebolletas y rehogar todo junto. En caso necesario, añadir un poco de zumo de manzana.

3. Pelar la manzana, cortarla en palitos finos y añadirlos a la mezcla de guisantes y pollo. Quitar la sartén del fuego y dejar enfriar.

4. Mezclar la nata con un poco de mostaza y vinagre; salpimentar. Añadir la mezcla a la ensalada fría y servir en seguida.

El consejo ideal

La media manzana sobrante puede tomársela como tentempié. Rocíe la superficie cortada con zumo de limón para que no se oxide y se ponga marrón.

Ensalada de puerro y atún

→ Receta apta para la oficina, económica

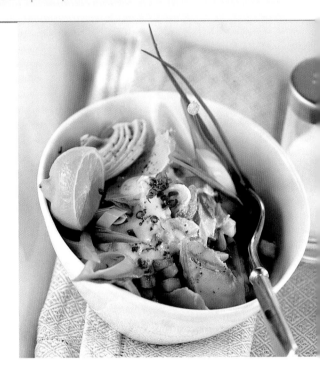

Preparación: 25 minutos
Maceración: 30 minutos

1 cebolla pequeña
1/2 puerro
1 cucharada de aceite de semillas
2 tomates | 1/2 pimiento morrón
1/2 manojo de cebollinos
150 g de atún (de lata, conservado sin aceite)
100 g de yogur desnatado
1/2 de cucharadita de mostaza
Zumo de limón | sal | pimienta

Cada porción contiene:
356 kcal, 9 g de proteínas, 12 g de grasa,
50 g de hidratos de carbono, 5 g de fibra

El consejo ideal

→ La otra mitad del pimiento, en la nevera, se conserva fresca unos tres días. Lo puede utilizar para el bocadillo vegetal (página 84) o para las crepes rellenas de verdura (página 102).

→ El resto del puerro, en la nevera, se conserva fresco al menos durante tres días. También lo puede usar para las crepes rellenas de verdura.

1. Pelar la cebolla y picarla fina. Cortar el puerro a lo largo, lavarlo bien. Quitar la parte verde y cortar la parte blanca en aros finos. Rehogar brevemente con la cebolla con aceite caliente.

2. Lavar los tomates, quitar el pedúnculo y cortar en dados. Partir el pimiento por la mitad y quitar el pedúnculo, las pepitas y las partes blancas. Lavarlo y cortarlo en dados. Lavar el cebollino, secarlo y cortarlo en aros finos.

3. Desmigajar el atún con un tenedor. Mezclar el yogur, la mostaza, el zumo de limón y el cebollino, y salpimentar.

4. Una vez fríos el puerro y el atún, añadir los tomates y el pimiento, verter el aliño por encima y dejar macerar 30 minutos.

97

Ensalada de ave y uvas
→ Receta relámpago, apta para la oficina

Macedonia de frutas
→ Receta relámpago, apta para la oficina, vegetariana, económica

Preparación: 15 minutos

75 g de pechuga de pollo
Sal yodada | pimienta
1 rama de apio
50 g de uvas sin pepitas
1 cucharada de vinagre de manzana
1 cucharada de mayonesa
3 cucharadas de queso fresco
(5% M.G.) | 1 rebanada de pan de
molde integral

Cada porción contiene:
298 kcal, 26 g de proteínas, 12 g de grasa,
21 g de hidratos de carbono, 4 g de fibra

1. Cortar la pechuga de pollo en trocitos y hervir durante 5 minutos en agua salada. Sacar del agua y dejar enfriar.

2. Limpiar y lavar la rama de apio, y cortarla en aros finos. Lavar las uvas y partir por la mitad. Mezclar el vinagre, la mayonesa y el queso fresco. Tostar la rebanada de pan.

3. Cortar el pollo todavía caliente en tiras finas, mezclar con las uvas, el apio y la salsa. Comer acompañado de la tostada.

El consejo ideal

Esta ensalada es especialmente adecuada para llevarla al trabajo. Macerada en la salsa durante unas horas
sabe incluso mejor.

Preparación: 15 minutos

400 g de fruta fresca variada
(cerezas, peras, uvas, melocotón,
manzana, ciruelas...)
Zumo de limón
50 g de yogur desnatado
1/2 medio sobrecito de azúcar
de vainilla
25 g de almendras laminadas

Cada porción contiene:
443 kcal, 9 g de proteínas, 15 g de grasa,
67 g de hidratos de carbono, 11 g de fibra

1. Lavar la fruta y, según las variedades elegidas, pelarla, quitarle las semillas o huesos. Cortarla en trozos pequeños, rociar con un poco de zumo de limón y dejar macerar un poco.

2. Mezclar el yogur con el azúcar de vainilla. Tostar las almendras laminadas brevemente en la sartén sin grasa ni aceite. Servir la macedonia con el yogur y espolvorear con las almendras laminadas.

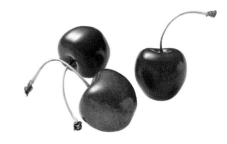

Ensalada frutal de colinabo

→ Receta relámpago, apta para la oficina

Ensalada frutal de achicoria

→ Receta apta para la oficina, económica

Preparación: 15 minutos

1/2 colinabo
1/2 pera
50 g de uvas sin pepitas
1 limón
1 naranja
1 cucharadita de aceite de semillas
Sal yodada | pimienta

Cada porción contiene:
204 kcal, 5 g de proteínas, 6 g de grasa,
32 g de hidratos de carbono, 6 g de fibra

1. Pelar el colinabo y rallarlo fino. Pelar la pera, quitar el corazón y cortar el resto en trocitos pequeños. Lavar las uvas y cortarlas por la mitad, mezclarlas con la pera y el colinabo.

2. Exprimir el limón y la naranja, mezclar el zumo con el aceite y añadir a la ensalada. Salpimentar y dejar macerar.

Preparación: 15 minutos

1/2 achicoria pequeña
1 mandarina | 1 manzana pequeña
Zumo de limón
1 cucharada de uvas pasas
50 ml de zumo de naranja
1 cucharadita de aceite de semillas
Sal yodada | pimienta | curry
suave | 1/2 manojo de cebollinos

Cada porción contiene:
175 kcal, 2 g de proteínas, 6 g de grasa,
27 g de hidratos de carbono, 4 g de fibra

1. Lavar las hojas de achicoria y trocearlas.

2. Pelar la mandarina y trocear los gajos. Lavar la manzana, quitarle el corazón, cortarla en palitos y rociarla con zumo de limón.

3. Mezclar los palitos de manzana, los trocitos de mandarina y las uvas pasas, añadirlos a las hojas de achicoria y aliñar con el zumo de naranja, el aceite, sal, pimienta y un poco de curry. Lavar el cebollino, picarlo fino y espolvorearlo sobre la ensalada.

El consejo ideal

→ Puede emplear la mitad sobrante de pera como tentempié.

→ La mitad restante del colinabo puede emplearla para preparar el bistec de ternera al curry (página 109).

Variante

Sustituya la manzana y la mandarina por uvas blancas sin pepitas, y añádale algunas lonchas de cecina cortadas en tiras.

Lentejas al curry con piña

→ Receta económica, apta para la oficina

Arroz con apio

→ Receta económica, vegetariana

Preparación: 20 minutos
Remojo: 12 Stunden
Cocción: 40 minutos

75 g de lentejas
1 diente de ajo pequeño
1 cebolla
1 cucharada de aceite de semillas
100 ml de caldo de verduras
3 cucharaditas de almendras lami-
nadas | 1/4 de piña | 2 ramitas
de hierbabuena | curry suave
Salsa de soja | vinagre de manzana

Cada porción contiene:
489 kcal, 22 g de proteínas, 17 g de grasa,
55 g de hidratos de carbono, 12 g de fibra

Preparación: 20 minutos

1 cebolla pequeña
150 g de apio en rama
1 cucharada de aceite de semillas
30 g de arroz integral
2 cucharadas de zumo de pomelo
75 ml de caldo de verduras
1 cucharada de pasas
2 ramas de eneldo
Sal yodada | pimienta

Cada porción contiene:
269 kcal, 6 g de proteínas, 11 g de grasa,
34 g de hidratos de carbono, 6 g de fibra

1. Dejar las lentejas en remojo durante toda la noche.

2. Pelar el ajo y la cebolla, y machacar el ajo. Picar la cebolla fina y rehogarla en aceite caliente. Añadir el ajo y luego el caldo. Incorporar las lentejas y cocer durante unos 40 minutos.

3. Tostar las almendras laminadas brevemente en la sartén sin grasa ni aceite. Pelar la piña, quitarle el corazón y trocear en daditos. Incor-porar las almendras y la piña a las lentejas ya cocidas todavía calientes. Lavar la hierbabuena y picar las hojas. Condimentar el potaje con la hierbabuena, el curry, la salsa de soja y el vina-gre de manzana. Puede comerse tanto frío como caliente.

1. Pelar la cebolla y picarla fina. Lavar el apio y cortarlo en aros. Rehogar ambos en aceite caliente.

2. Incorporar el arroz para que se rehogue un poco y añadir el zumo de pomelo y el caldo. Añadir las uvas pasas y dejar hacerse a fuego lento durante 20 minutos con la cazuela tapada.

3. Lavar el eneldo, sacudirlo para que se seque, picarlo fino e incorporarlo al arroz poco antes de servirlo; salpimentar.

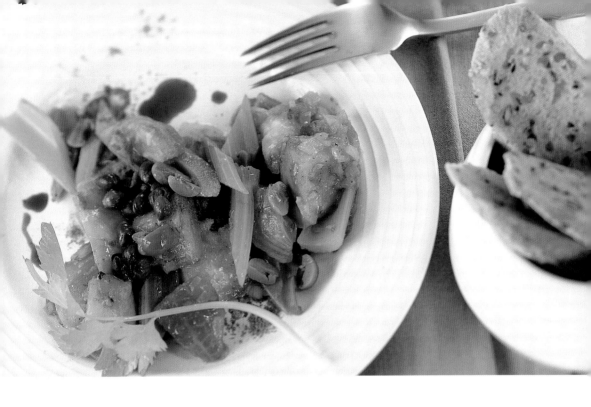

Caponata

→ Receta apta para la oficina, vegetariana

Preparación: 25 minutos

1 rama de apio
1 berenjena pequeña (250 g)
2 cucharaditas de aceite de oliva
5 cucharadas de zumo de tomate
1 cebolla pequeña | 1 tomate
grande | 2 aceitunas verdes
1 cucharadita de vinagre balsámico
4 alcaparras
Curry | sal yodada | pimienta
1 rebanada de pan integral
con bajo IG (véase página 80)

1. Lavar el apio y la berenjena, y cortarlos en rodajas o dados. Sofreír brevemente en 1 cucharadita de aceite caliente, tapar y dejar rehogar durante 10 minutos a fuego lento; añadir un poco de zumo de tomate en caso necesario.

2. Pelar la cebolla, picarla fina y rehogarla en 1 cucharadita de aceite caliente hasta que esté transparente. Hacer una incisión en forma de cruz en la parte de abajo de los tomates, escaldarlos brevemente en agua hirviendo, pelarlos y cortarlos en trozos pequeños. Trocear las aceitunas. Añadir a la cebolla junto con los tomates y rehogar.

3. Incorporar la berenjena y el apio, y aliñar con el vinagre, las alcaparras, el curry, la sal y abundante pimienta. Dar un nuevo hervor al conjunto. Servir fría o caliente. Tostar la rebanada de pan en la sartén sin aceite ni grasa y comer para acompañar.

Cada porción contiene:
245 kcal, 8 g de proteínas, 12 g de grasa,
24 g de hidratos de carbono, 15 g de fibra

El consejo ideal

Para la oficina, llévese el pan sin tostar y acompañe con él la caponata fría.

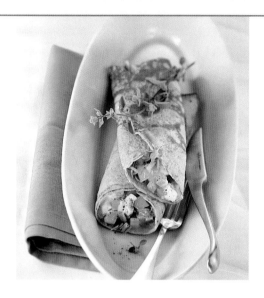

Crepes rellenas de verdura

→ Receta económica, apta para la oficina, vegetarian

1. Mezclar la harina con la leche, el huevo y la sal, y dejar reposar durante 30 minutos.

2. Partir el pimiento por la mitad y quitar el pedúnculo, las pepitas y las partes blancas. Cortar el puerro a lo largo. Lavar el pimiento y el puerro, pelar la zanahoria. Trocear la verdura en daditos, cocer *al dente* en un poco de caldo, dejar escurrir y mezclar con el queso blanco. Condimentar con mejorana, sal y pimienta.

3. Con la masa, hacer dos crepes finas en aceite caliente. Darles la vuelta, untarlas con la masa de verduras y queso, y enrollar.

Preparación: 25 minutos
Reposo: 30 minutos

50 g de harina integral
125 ml de leche semidesnatada
1 huevo
Sal yodada
1/2 pimiento amarillo
1/2 puerro
1 zanahoria
50 ml de caldo
75 g de queso blanco desnatado
Mejorana, fresca o seca
Pimienta
1 cucharadita de aceite de semillas

Cada porción contiene:
444 kcal, 31 g de proteínas, 14 g de grasa,
47 g de hidratos de carbono, 13 g de fibra

El consejo ideal

→ La otra mitad del pimiento, en la nevera, se conserva fresca unos tres días. Lo puede utilizar para el bocadillo vegetal (página 90) o para el bistec de ternera al curry (página 109).

→ El resto del puerro, envuelto en papel transparente, se conserva fresco al menos durante tres días. Puede usarlo para la ensalada de puerro y atún (página 97).

→ Si quiere comerse las crepes en la oficina, meta el relleno en un envase hermético y lleve las crepes por separado.

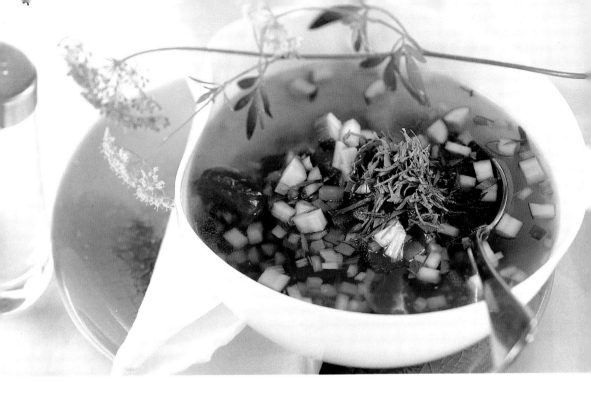

Sopa juliana rápida

→ Receta económica, apta para
la oficina, vegetariana

Preparación: 30 minutos

1 zanahoria pequeña
1 cebolleta tierna
1 calabacín pequeño
1 tomate
1 cucharadita de aceite de oliva
400 ml de caldo de verduras
1/2 manojito de perejil
Sal yodada | pimienta

Cada porción contiene:
170 kcal, 10 g de proteínas, 7 g de grasa,
15 g de hidratos de carbono, 7 g de fibra

1. Pelar la zanahoria y limpiar la cebolleta y el calabacín.
Hacer una incisión en forma de cruz en la parte de abajo de
los tomates, escaldarlos brevemente en agua hirviendo y pelarlos.

2. Cortar el tomate en cuartos y el resto de la verdura en
daditos. Rehogar brevemente en aceite de oliva caliente. Incorporar el caldo y cocer a fuego lento durante 10 minutos.

3. Lavar el perejil y picar bien las hojas. Condimentar la sopa
con el perejil, sal y pimienta.

Variante

Puede preparar la sopa con restos de verdura de cualquier tipo. El apio, las judías, los espárragos y el puerro
también le dan muy buen sabor. Si le quiere dar un
toque especial a la sopa, puede añadir unas gambas.

Crema de pepino

→ Receta económica, apta para
la oficina, vegetariana

Sopa de primavera con espárragos

→ Receta vegetariana

Preparación: 15 minutos

1 diente de ajo | 1/4 de pepino
1 cucharadita de aceite de semillas
400 ml de caldo de verduras
2 lonchas de salmón ahumado
1 rebanada de pan integral con
bajo IG (véase página 80)
2 cucharadas de queso fresco
(0,2 % M.G.)
Sal yodada | pimienta
Nuez moscada | zumo de limón

Cada porción contiene:
195 kcal, 9 g de proteínas, 12 g de grasa,
20 g de hidratos de carbono, 5 g de fibra

1. Pelar los ajos y cortar en trocitos. Lavar el pepino y cortarlo en rodajas. Rehogar el ajo y el pepino en aceite caliente. Incorporar el caldo y llevar a ebullición.

2. Cortar el salmón ahumado en tiras finas. Descortezar el pan, cortar en daditos y tostar en la sartén sin grasa ni aceite.

3. Pasar la sopa con el queso fresco por el pasapuré o la batidora. Condimentar con sal, pimienta, nuez moscada y zumo de limón. Calentar y servir con el salmón y el pan.

Variante

Esta crema también puede comerse fría en la oficina. Acompáñela de una rebanada de pan ideal de bajo IG.

Preparación: 30 minutos

250 g de espárragos
1 zanahoria pequeña
1 cebolla
1 cucharadita de aceite de oliva
50 g de guisantes congelados
400 ml de caldo de verduras
Sal yodada
Pimienta
Unas hojitas de hierbabuena

Cada porción contiene:
204 kcal, 15 g de proteínas, 7 g de grasa,
19 g de hidratos de carbono, 10 g de fibra

1. Pelar los espárragos, quitar el extremo inferior y trocear. Pelar la zanahoria y cortarla en rodajas finas. Pelar la cebolla y picarla fina.

2. Rehogar la zanahoria y la cebolla en aceite caliente. Incorporar los espárragos y los guisantes, y añadir el caldo. Llevar a ebullición y salpimentar. Tapar y dejar cocer a fuego lento durante 15 minutos.

3. Lavar la hierbabuena, escurrirla, picarla fina y añadir a la sopa.

Crema de brécol

→ Receta apta para la oficina, económica, vegetariana

Preparación: 15 minutos

300 g de brécol
400 ml de caldo de verduras
1 rebanada de pan integral con
bajo IG (véase página 80)
1 tomate grande
Sal yodada | pimienta
Tabasco
1 cucharada de almendras
laminadas

Cada porción contiene:
271 kcal, 22 g de proteínas, 9 g de grasa,
26 g de hidratos de carbono, 16 g de fibra

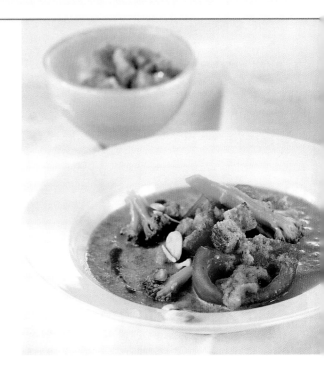

El consejo ideal

→ Si no tiene tabasco en casa, condimente la crema con curry, ajo o pimentón.

→ Si no tiene tomates frescos, puede emplear también tomates enteros de bote.

→ Si no consigue un brécol pequeño, puede emplear la mitad de uno grande. El resto, en la nevera, se conserva fresco por lo menos cuatro días. Puede usarlo para la pechuga de pollo con brécol (página 112).

1. Lavar el brécol, separar los ramilletes del tronco. Incorporar el tronco y los ramilletes de brécol al caldo hirviendo, tapar y dejar cocer a fuego medio durante 10 minutos.

2. Descortezar el pan, cortar en daditos y tostar en la sartén sin grasa ni aceite. Hacer una incisión en forma de cruz en la parte de abajo de los tomates, escaldarlos brevemente en agua hirviendo y pelarlos. A continuación partir en cuartos y quitar las semillas.

3. Reservar algunos ramilletes de brécol. Pasar el resto por la batidora. Condimentar con sal, pimienta y tabasco. Servir con ramilletes de brécol, cuartos de tomate, picatostes y almendras.

Crema de colinabo
→ Receta relámpago, económica

Sopa de cebolla
→ Receta relámpago,
vegetariana, económica

Preparación: 15 minutos

1 colinabo
400 ml de caldo de verduras
1/2 manojito de albahaca
1/2 cucharadita de mostaza
1 cucharada de nata espesa
50 ml de leche semidesnatada
Sal yodada
Pimienta
Nuez moscada

Cada porción contiene:
134 kcal, 12 g de proteínas, 4 g de grasa,
12 g de hidratos de carbono, 4 g de fibra

1. Pelar el colinabo, cortarlo en daditos y cocerlo en el caldo durante 10 minutos. Lavar la albahaca y picar las hojas.

2. Incorporar la albahaca, la mostaza, la nata espesa y la leche al colinabo con el caldo, y hacer un puré cremoso. Condimentar con sal, pimienta y nuez moscada.

Preparación: 5 minutos
Cocción: 10 minutos

2 cebollas
1 cucharada de aceite de semillas
2 cucharadas de harina
400 ml de caldo
6 cucharadas de vino blanco
Sal yodada | pimienta
1 diente de ajo
1 cucharadita de queso
parmesano rallado
2 rebanadas pequeñas de pan
integral con bajo IG (véase
página 80)

Cada porción contiene:
411 kcal, 16 g de proteínas, 15 g de grasa,
43 g de hidratos de carbono, 8 g de fibra

1. Pelar la cebolla, picarla fina y rehogarla en aceite caliente. Incorporar la harina pasada por un tamiz. Añadir el caldo y el vino, y dejar hervir durante 10 minutos a fuego medio. Sal-pimentar.

2. Pelar y machacar el ajo. Untarlo junto con el parmesano en el pan y tostar éste en la sartén sin aceite ni grasa.

3. Servir la sopa en un plato con tiras de pan tostado.

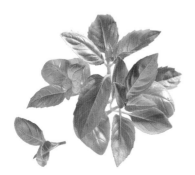

Calabacín relleno

→ Receta económica, vegetariana

Filete de cerdo con berenjena

→ Exquisitez

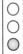

Preparación: 30 minutos

1 calabacín grande | 4 tomates cherry | 1 cebolla pequeña
1 cucharada de aceite se semillas
50 g de guisantes congelados
1 cucharada de queso blanco desnatado | 1 huevo pequeño
1 cucharadita de tomate concentrado | sal yodada | pimienta
orégano | 5 ramitas de perejil

Cada porción contiene:
277 kcal, 16 g de proteínas, 18 g de grasa, 13 g de hidratos de carbono, 6 g de fibra

1. Precalentar el horno a 200°. Lavar el calabacín, abrirlo a lo largo y sacar la pulpa de ambas mitades. Lavar los tomates y cortarlos en cuartos.

2. Pelar la cebolla y picarla fina. Rehogar brevemente en aceite caliente. Picar fina la pulpa del calabacín. Añadir los guisantes y la pulpa del calabacín a la cebolla, y rehogar un poco juntos. Mezclarlo todo con el queso blanco, el huevo y el tomate concentrado. Condimentar con sal, pimienta y orégano. Rellenar las mitades de los calabacines, colocar los cuartos de tomate encima y ponerlos en una fuente de horno. Si sobra relleno, se reparte en torno al calabacín.

3. Asar en el horno durante 30 minutos. Lavar el perejil, picar las hojas y espolvorear sobre el calabacín relleno.

Preparación: 25 minutos

1 filete de cerdo (100 g)
200 ml de zumo de naranja
2 cucharadas de salsa de soja
1/2 berenjena | 1 tomate
1/2 calabacín | 3 ramitas de tomillo
Sal yodada | Pimienta
1 cucharada de aceite de oliva
1/4 de pepino | 4 ramas de albahaca | 1 diente de ajo
75 g de yogur desnatado

Cada porción contiene:
359 kcal, 30 g de proteínas, 13 g de grasa, 27 g de hidratos de carbono, 5 g de fibra

1. Macerar el filete en el zumo de naranja y la salsa de soja.

2. Lavar la berenjena, el tomate y el calabacín y cortar en dados grandes. Condimentar con tomillo, sal y pimienta. Calentar el aceite de oliva en una sartén y rehogar en él la verdura.

3. Lavar el pepino y rallarlo grueso. Lavar la albahaca y picarla gorda. Machacar el ajo, mezclarlo con la albahaca, el pepino rallado y el yogur, y salpimentar.

4. Sacar la verdura rehogada de la sartén y reservarla caliente. Secar el filete con papel de cocina y hacerlo en la sartén a la plancha, 3 minutos por cada lado. Servir con la verdura y el yogur con pepino como acompañantes.

107

Pechuga de pavo con cebolla rellena

→ Exquisitez

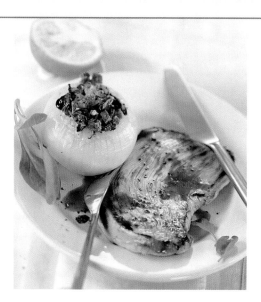

Preparación: 30 minutos
En el horno: 30 minutos

150 g de pechuga de pavo
200 ml de zumo de naranja
2 cucharadas soperas de salsa de
soja | 50 g de espinacas
1 cebolla grande | sal yodada
2 cucharaditas de aceite de semillas
1 rebanada de pan integral con
bajo IG (véase página 80)
1 cucharada de queso parmesano
rallado | pimienta | nuez moscada
Zumo de limón
Además: Grasa para untar el molde

Cada porción contiene:
481 kcal, 46 g de proteínas, 17 g de grasa,
34 g de hidratos de carbono, 6 g de fibra

1. Macerar la pechuga de pavo en el zumo de naranja y la salsa de soja. Quitar la penca de las espinacas, lavarlas y escurrirlas.

2. Pelar la cebolla, vaciar con cuidado y cocer unos 10 minutos en agua salada. Picar fina la pulpa de la cebolla y rehogarla en 1 cucharadita de aceite caliente hasta que esté transparente. Precalentar el horno a 200°.

3. Añadir las espinacas escurridas a la cebolla picada. Descortezar el pan, cortarlo en daditos, mezclarlos con el parmesano y condimentar con sal, pimienta, nuez moscada y zumo de limón.

4. Rellenar la cebolla vacía con la masa. Poner en una fuente pequeña de horno y asar durante 30 minutos.

5. Pasar la pechuga de pavo brevemente por la sartén con una cucharadita de aceite caliente y meter con el jugo de maceración en el horno. Dejarla hacerse 20 minutos. Servirla con la cebolla rellena.

Variante

En vez de la cebolla, también puede rellenar un tomate grande. Corte una tapa del tomate, vacíe el tomate con una cuchara y deje escurrir. Picar fina la pulpa del tomate e incorporar a la masa de espinacas y pan. Condimentar con tomillo. Por lo demás, prepare el tomate relleno igual que la cebolla, excepto el tiempo de horno, que será de sólo 15 minutos.

Bistec de ternera al curry

→ Receta exótica

Pera gratinada

→ Receta económica, vegetariana, apta para la oficina

Preparación: 25 minutos
Garzeit: 15 minutos

1 tomate | 1 cebolla pequeña
1 colinabo pequeño | 1 pimiento
2 cucharaditas de aceite de semillas
Sal yodada | pimienta | curry
50 ml de caldo de verduras
1 bistec de lomo de ternera
1 cucharada de queso parmesano

Cada porción contiene:
413 kcal, 50 g de proteínas, 18 g de grasa,
11 g de hidratos de carbono, 5 g de fibra

Preparación: 20 minutos
En el horno: 30 minutos

1 cucharada de pasas
4 cucharadas de zumo de naranja
2 rebanadas finas de pan integral
con bajo IG (véase página 80)
1 huevo | 1 cucharadita de maicena
150 g de queso blanco desnatado
1 cucharada de azúcar de vainilla
Canela en polvo | 1 pera grande
1 cucharada de almendras
laminadas

Cada porción contiene:
537 kcal, 34 g de proteínas, 14 g de grasa,
66 g de hidratos de carbono, 11 g de fibra

1. Hacer una incisión en forma de cruz en la parte de abajo de los tomates, escaldarlos brevemente en agua hirviendo, pelarlos y cortarlos en trozos pequeños. Pelar las cebollas y el colinabo y trocearlos. Cortar el pimiento por la mitad y quitarle las semillas y las pieles de dentro. Lavarlo y cortarlo en dados.

2. Rehogar la cebolla en 1 cuchadarita de aceite caliente, incorporar el pimiento y los daditos de colinabo, y rehogar juntos durante 10 minutos. Añadir los daditos de tomate, condimentar con sal, pimienta y curry, y seguir rehogando a fuego lento. Añadir un poco de caldo en caso necesario.

3. Precalentar el horno a 200°. Salpimentar la carne, pasar brevemente por la sartén con 1 cucharadita de aceite caliente.

4. Rallar el parmesano. Poner la verdura en una fuente y colocar el bistec encima. Espolvorear con el parmesano, meter en el horno precalentado y dejar 15 minutos.

1. Macerar las uvas pasas en un poco de zumo de naranja. Descortezar el pan y empapar con el resto de zumo. Precalentar el horno a 200°.

2. Separar la yema de la clara, mezclar la yema con la maicena y añadir el queso blanco. Montar las claras a punto de nieve con el azúcar de vainilla. Sacar las pasas del zumo de naranja e incorporar a la masa de queso, junto con las claras montadas y un poco de canela.

3. Pelar la pera, quitarle el corazón, cortarla en gajos y rociarla con zumo de naranja.

4. Colocar una rebanada de pan en una fuente de horno, poner encima la mitad de la crema de queso, los gajos de pera y cubrir con el resto del pan y la crema de queso. Espolvorear con las almendras laminadas. Asar en el horno precalentado durante unos 30 minutos.

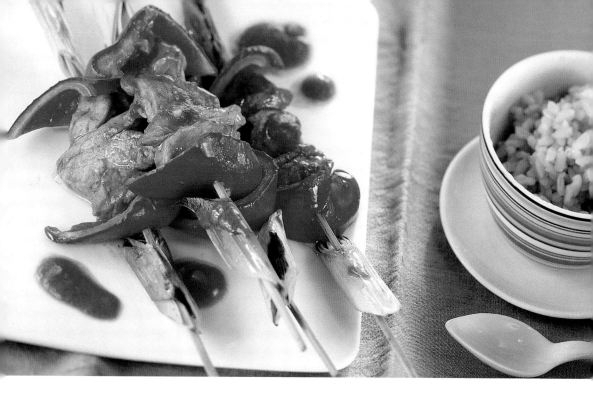

Pinchitos asiáticos de cerdo

→ Receta exótica

Preparación: 15 minutos
Maceración: 30 minutos
Cocción: 15 minutos

1 diente de ajo pequeño
50 ml de zumo de pomelo
1 cucharadita de salsa de soja
1 cucharada de tomate concentrado
1 cucharadita de aceite de semillas
1 cucharadita de vinagre de
manzana | 1 cucharada de crema
de coco | 100 g de filete de cerdo
30 g de arroz integral
100 ml de caldo de verduras
1 pimiento morrón pequeño
1 puerro pequeño
Además: pinchos de madera

Cada porción contiene:
339 kcal, 28 g de proteínas, 10 g de grasa,
32 g de hidratos de carbono, 7 g de fibra

1. Pelar el diente de ajo, machacarlo y mezclarlo con el zumo de pomelo, la salsa de soja, el tomate concentrado, el aceite, el vinagre y la crema de coco. Cortar el filete en dados y macerar unos 30 minutos en la salsa.

2. Incorporar el arroz al caldo hirviendo, tapar y dejar hacerse a fuego lento durante 25 minutos.

3. Precalentar el horno a 250°. Partir el pimiento por la mitad y quitar el pedúnculo, las pepitas y las partes blancas. Cortar el puerro a lo largo. Lavar bien el pimiento y el puerro, y cortarlos en dados grandes.

4. Ir metiendo alternativamente un trozo de carne y uno de verdura en los pinchos. Hacer en la parte superior del horno unos 15 minutos. Reducir el jugo de maceración a fuego fuerte y servir con el arroz con los pinchitos.

Variante

Los vegetarianos pueden sustituir el filete por un calabacín, que se cortará como las otras verduras y se introducirá también en los pinchos.

Rollitos de carne de cerdo con piña
→ Exquisitez

Preparación: 25 minutos

1 filete de cerdo (150 g)
2 cucharadas de zumo de naranja
1 cucharadita de salsa de soja
5 cebolletas tiernas
1/2 piña
1 cucharadita de aceite de semillas
100 ml de caldo de verduras
2 cucharadas de crema de coco
Pimienta | 1 cajita de berros
Además: palillos

Cada porción contiene:
332 kcal, 37 g de proteínas, 12 g de grasa,
18 g de hidratos de carbono, 3 g de fibra

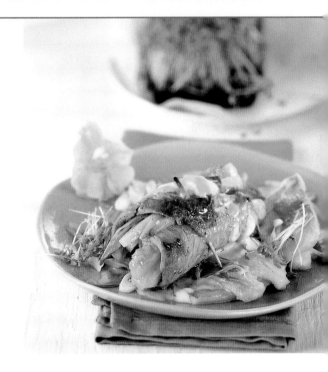

1. Macerar la carne en el zumo de naranja y la salsa de soja. Lavar las cebolletas y cortarlas en aros finos. Cortar la mitad de la piña en dos cuartos y retirar el corazón y la piel. Trocear la pulpa y añadirla a las cebolletas.

2. Escurrir la carne macerada, colocar un cuarto de la mezcla de piña y cebolletas sobre el filete y enrollarlo. Sujetarlo con palillos. Freír en aceite caliente por todos los lados. Incorporar el caldo, tapar y dejar hacerse a fuego lento durante 15 minutos.

3. Poco antes de terminar la cocción, añadir el resto de la mezcla de piña y cebolletas y la crema de coco, y dar un hervor juntos.

4. Calentar el jugo de maceración y condimentar con pimienta. Lavar los berros y cortar las hojas. Servir el rollito de carne con la salsa y la verdura, y espolvorear con el berro.

El consejo ideal

→ La otra mitad de la piña, en lugar fresco, se conserva unos tres días. Puede usarla para las lentejas al curry con piña (página 100).

→ Una piña madura se reconoce por el aroma que puede percibirse a través del pedúnculo.

Pavo estofado
→ Receta relámpago, apta
para la oficina, económica

Pechuga de pollo con brécol
→ Receta económica

Preparación: 20 minutos

100 g de pechuga de pavo
1 pimiento morrón
3 ramas de apio | 1 cebolla
1 cucharadita de aceite de semillas
Sal yodada | pimienta
100 ml de tomate frito
1 diente de ajo pequeño
4 ramas de albahaca
4 alcaparras | 1 tomate | curry

Cada porción contiene:
261 kcal, 31 g de proteínas, 7 g de grasa,
15 g de hidratos de carbono, 14 g de fibra

Preparación: 30 minutos

100 g de pechuga de pollo
Sal yodada
1 hoja de laurel
300 g de brécol
1 zanahoria grande
4 ramitas de perejil
1 cucharada de maicena
3 cucharadas de nata
Cilantro en polvo
Pimienta

Cada porción contiene:
270 kcal, 32 g de proteínas, 11 g de grasa,
10 g de hidratos de carbono, 13 g de fibra

1. Cortar la carne en dados medianos. Partir el pimiento por la mitad y quitar el pedúnculo, las pepitas y las partes blancas. Lavarlo y cortarlo en dados. Limpiar el apio y cortarlo en trozos pequeños. Pelar la cebolla y picarla fina.

2. Freír la carne en aceite caliente. Salpimentar. Añadir la cebolla y la verdura y dejar que se hagan un poco. Incorporar el tomate frito, llevar a ebullición, tapar y dejar hacerse a fuego lento durante 5 minutos.

3. Pelar el diente de ajo y picarlo fino. Lavar la albahaca, sacudirla para que suelte el agua y picarla bien. Machacar las alcaparras con un tenedor. Lavar el tomate, cortar en daditos, mezclar con el ajo, la albahaca y las alcaparras, y añadirlo a la carne. Condimentar con sal, pimienta y curry.

1. Cortar el pollo en daditos medianos y hervir brevemente en 100 mililitros de agua salada con una hoja de laurel.

2. Limpiar el brécol, quitar el tronco y separar los ramilletes. Pelar la zanahoria y cortarla en daditos medianos. Añadir los ramilletes de brécol y los daditos de zanahoria a la carne, y dejar hacerse durante 15 minutos. Lavar el perejil y picarlo fino.

3. Quitar la hoja de laurel. Hacer un puré con un tercio del brécol, la maicena y la nata líquida.Devolverlo a la cazuela, darle un hervor y condimentar con el cilantro, sal y pimienta. Servir con el perejil.

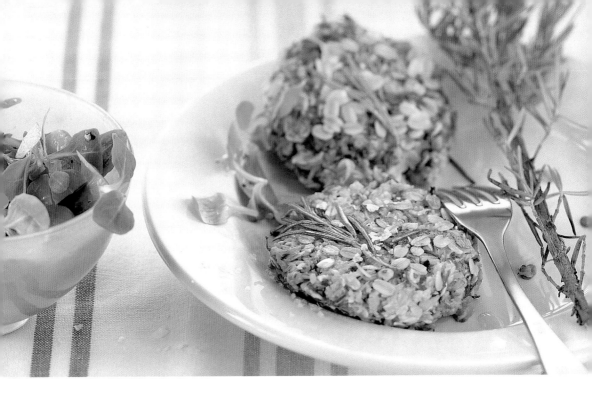

Tortitas de zanahoria con canónigos

→ Receta apta para la oficina,
económica, vegetariana

Preparación: 30 minutos

Para las tortitas:

1 zanahoria medianas
1/2 cucharadita de romero seco
1/2 manojito de perejil
25 g de queso blanco desnatado
30 g de copos de avena
Sal yodada | pimienta | curry
1 cucharadita de aceite de semillas

Para la ensalada:

1 cucharadita de caldo de verduras
Aceite de oliva
Vinagre de manzana
25 g de canónigos

Cada porción contiene:
213 kcal, 9 g de proteínas, 9 g de grasa,
25 g de hidratos de carbono, 6 g de fibra

1. Pelar la zanahoria y rallarla gruesa. Cocer junto con el romero en poca agua.

2. Lavar el perejil y picar las hojas. Hacer un puré con las ralladuras de zanahoria rehogadas, el queso blanco y 20 g de copos de avena. Añadir el perejil y condimentar generosamente con sal, pimienta y curry.

3. A partir de la masa formar cuatro tortitas con las manos húmedas, rebozar con el resto de copos de avena y freír en aceite caliente unos 3 minutos por cada lado. Mantener calientes.

4. Mezclar el caldo con un poco de aceite de oliva, sal y pimienta. Lavar los canónigos, sacudir para que suelten el agua y condimentar con el aliño. Servir la ensalada en el plato, acompañando a las tortitas.

Variante

Pruebe esta receta sustituyendo la zanahoria por colinabo. En este caso, condimente las tortitas con cilantro molido en vez de con curry.

Potaje multicolor de verduras

→ Receta económica, vegetariana,
apta para la oficina

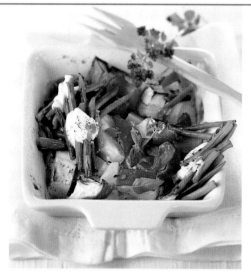

1. Precalentar el horno a 200°. Lavar las judías y trocearlas. Pelar la patata y cortarla en dados. Lavar la berenjena y los tomates y cortarlos en daditos. Quitar las partes blancas y las semillas del pimiento, lavar y cortar en daditos.

2. Mezclar la nata con el caldo de verduras. Condimentar con la sal, la pimienta y el orégano. Incorporar toda la verdura y hacer en una fuente engrasada al horno durante 40 minutos.

Preparación: 25 minutos
Cocción: 40 minutos

100 g de judías verdes
1 patata pequeña
1/2 berenjena pequeña
2 tomates cherry
1/2 pimiento morrón pequeño
30 g de nata espesa
50 ml de caldo de verduras
Sal yodada
Pimienta
Orégano
Además: grasa para untar el molde

Cada porción contiene:
217 kcal, 8 g de proteínas, 8 g de grasa,
26 g de hidratos de carbono, 11 g de fibra

El consejo ideal

→ Puede utilizar la media berenjena sobrante para el gratinado de berenjena (página 118) o para el filete de cerdo con berenjena (página 107).

→ El pimiento restante lo puede utilizar como tentempié o para las crepes rellenas de verdura (página 102).

→ El potaje de verduras puede hacerse con una cazuela en el fogón en vez de en el horno. En este caso, hervir la verdura cortada con el caldo unos 20 minutos a fuego medio. Remover de vez en cuando y añadir la nata al final.

→ El potaje de verduras puede hacerse también con todo tipo de restos de verdura.

Guiso de ternera con arroz y brécol

→ Exquisitez

Filete de merluza gratinado

→ Exquisitez

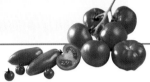

Preparación: 30 minutos

30 g de arroz integral
75 ml de caldo de verduras
200 g de ramilletes de brécol
Sal yodada | 1 cebolla
50 g de champiñones
2 cucharaditas de aceite de semillas
1/2 manojito de perejil
1 cucharada de queso fresco
(0,2 % M.G.) | 100 g de filete de
ternera | harina | pimienta

Cada porción contiene:
418 kcal, 43 g de proteínas, 14 g de grasa,
28 g de hidratos de carbono, 8 g de fibra

Preparación: 25 minutos
Cocción: 30 minutos

1 tomate | 1 calabacín pequeño
200 g de filete de merluza
1 cucharadita de zumo de limón
Sal yodada | pimienta
1 cucharada de harina
1 cucharadita de aceite de oliva
1/2 manojito de albahaca
2 cucharadas de vino blanco
50 g de queso fresco (5 % M.G.)
100 g de patatas

Cada porción contiene:
470 kcal, 54 g de proteínas, 17 g de grasa,
21 g de hidratos de carbono, 5 g de fibra

1. Calentar el caldo hasta que hierva, incorporar el arroz, tapar y dejar hacerse a fuego lento durante 25 minutos.

2. Lavar el brécol, partir los ramilletes por la mitad o en cuartos, y cocer en agua salada durante 10 minutos. Pelar la cebolla y picarla fina, limpiar los champiñones con papel de cocina. Rehogar la cebolla en 1 cucharadita de aceite caliente, luego añadir los champiñones y rehogar un poco juntos.

3. Lavar y picar bien el perejil. Dejar escurrir el brécol, mezclar con el queso fresco y el perejil. Añadir a los champiñones, tapar y dejar hacerse a fuego lento durante 5 minutos.

4. Cortar la carne en tiras, enharinar y freír en una cucharadita de aceite caliente. Salpimentar y servir con la verdura y el arroz.

1. Precalentar el horno a 200°. Cortar el tomate y el calabacín en rodajas finas. Rociar la merluza con el zumo de limón y salpimentar. Enharinar y sacudir un poco para que se desprenda el exceso de harina.

2. Dorar el pescado en aceite caliente por ambas partes y colocar en una fuente de horno. Colocar el tomate y el calabacín sobre el pescado a modo de escamas.

3. Lavar la albahaca, picar las hojas y mezclarla con el queso fresco junto con el vino. Salpimentar y echar encima del pescado. Gratinar en el horno precalentado durante unos 30 minutos.

4. Pelar las patatas y cocer unos 25 minutos en agua salada. Servir con el pescado.

Champiñones al horno

→ Receta apta para la oficina, vegetariana

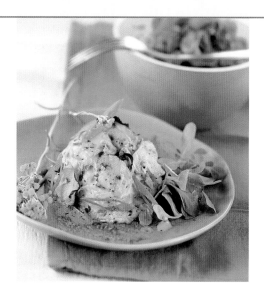

Preparación: 30 minutos
En el horno: 20 minutos

150 g de apio | 1 cebolleta tierna
150 g de champiñones
1/4 de manojo de cebollinos
5 cucharadas de queso blanco
desnatado | 2 cucharadas de pan
rallado | 3 cucharadas de leche
semidesnatada | 2 huevos
Sal yodada | pimienta | curry
50 g de canónigos
2 cucharadas de zumo de naranja
1 cucharadita de vinagre balsámico
2 cucharadas de yogur semides-
natado | Además: papel engrasado
para el molde

Cada porción contiene:
340 kcal, 35 g de proteínas, 16 g de grasa,
14 g de hidratos de carbono, 8 g de fibra

1. Pelar, limpiar y rallar el apio, y cocerlo en un poco de agua salada. Lavar la cebolleta y cortarla en aros finos. Frotar los champiñones con papel de cocina y cortarlos en láminas. Lavar el cebollino, secarlo y cortarlo en aros finos. Precalentar el horno a 200°.

2. Secar las ralladuras de apio cocidas con papel de cocina. Mezclarlas con el queso, la cebolleta, el champiñón, el cebollino, el pan rallado, la leche y los huevos. Condimentar con sal, pimienta y curry. Cubrir una bandeja de hornear con papel engrasado y colocar encima cuatro montoncitos de la masa. Asar en el horno precalentado durante unos 20 minutos hasta que esté dorado.

3. Lavar la lechuga y escurrirla para que suelte el agua. Mezclar el zumo de naranja con el vinagre y el yogur, salpimentar y verter sobre la ensalada. Servir con los champiñones asados.

El consejo ideal

Los champiñones también se pueden comer fríos. Métalos en una fiambrera para llevarlos a la oficina. Lleve los canónigos limpios también en una fiambrera hermética separados del aliño y añada éste a la ensalada poco antes de comerla.

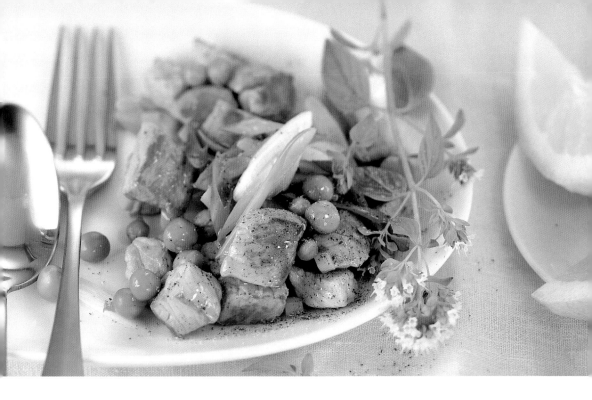

Ragú de cerdo con verduras de primavera → Receta económica, exquisitez

Preparación: 20 minutos

150 g de filete de cerdo
1 zanahoria
1 manojo de cebolletas tiernas
100 g de guisantes congelados
1 cucharada de aceite de oliva
1 cucharadita de zumo de limón
Sal yodada
Pimienta
Nuez moscada

Cada porción contiene:
367 kcal, 42 g de proteínas, 14 g de grasa,
19 g de hidratos de carbono, 10 g de fibra

1. Cortar la carne en dados medianos. Pelar la zanahoria y cortarla también en dados. Lavar la cebolleta y cortarla en aros finos.

2. Cocer la verdura troceada, junto con los guisantes congelados, en un poco de agua.

3. Freír los dados de carne en aceite de oliva caliente por todos los lados. Añadir la verdura escurrida y calentar sin dejar de remover. Condimentar con sal, pimienta y nuez moscada.

Variante

Si quiere comer la verdura sin la carne, en vez del filete de cerdo, corte una patata en dados, hágalos a la plancha y tenga el guiso un poco más al fuego para que se terminen de hacer las patatas.

Bistec con champiñones
→ Exquisitez

Gratinado de berenjenas
→ Receta vegetariana

Preparación: 20 minutos
Maceración: 24 horas

1 filete de solomillo de ternera
(100 g) | 1 cucharada de aceite
de semillas | 1 rama de tomillo
30 g de arroz integral | sal yodada
2 zanahorias
100 g de champiñones
1/2 manojito de perejil | pimienta
Además: papel de aluminio

Cada porción contiene:
402 kcal, 36 g de proteínas, 15 g de grasa,
30 g de hidratos de carbono, 10 g de fibra

Preparación: 15 minutos
En el horno: 25 minutos

1/2 berenjena pequeña
Sal yodada | 2 ramitas de tomillo
150 g de tomates | 1 cebolla
1 zanahoria | 1 cucharadita de
aceite de oliva | 50 ml de vino tinto
Pimienta | 30 g de queso feta
4 ramitas de albahaca
Además: grasa para untar el molde

Cada porción contiene:
181 kcal, 10 g de proteínas, 7 g de grasa,
13 g de hidratos de carbono, 10 g de fibra

1. Cortar un trozo de papel de aluminio del doble del tamaño del bistec, colocar éste encima, untarlo con aceite y espolvorearlo con las hojas de tomillo. Envolver el bistec en el papel de aluminio sin que esté muy apretado y dejar macerar 24 horas en la nevera.

2. Poner 75 ml de agua salada a hervir, incorporar el arroz, tapar y dejar hacerse a fuego lento durante 20 minutos.

3. Pelar las zanahorias, cortarlas en rodajas finas primero y luego en tiras finas. Frotar los champiñones con papel de cocina y quitar las puntas. Trocear los grandes. Lavar el perejil, escurrirlo hasta que esté seco y picar las hojas.

4. Pasar el bistec por la sartén con el aceite caliente 4 minutos por cada lado. Cuando le dé la vuelta, añada las tiras de zanahoria y el champiñón a la sartén. Salpimentar. Servir con el perejil y el arroz.

1. Cortar la berenjena en rodajas finas, espolvorear con sal y dejar macerar durante 15 minutos. Separar las hojitas de tomillo de la rama y lavar. Precalentar el horno a 200°.

2. Cortar los tomates en cuartos, pelar la cebolla y la zanahoria. Picar la verdura fina y rehogar en aceite caliente. Incorporar el vino tinto, llevar a ebullición y hacer un puré con ello.

3. Colocar la mitad de las rodajas de berenjena con tomillo y pimienta en un molde engrasado. Colocar el puré de verduras encima y cubrirlo con el resto de rodajas de berenjena, tomillo y pimienta.

4. Trocear el queso feta y espolvorearlo sobre el gratinado. Asar en el horno durante unos 25 minutos. Lavar la albahaca, picar las hojas y espolvorear sobre el gratinado.

Hinojo gratinado
→ Receta económica, vegetariana

Espárragos con salmón
→ Exquisitez

Preparación: 15 minutos
En el horno: 45 minutos

50 g de lentejas rojas
1 hinojo (250 g)
1 cucharada de aceite de semillas
100 ml de caldo
Sal yodada | pimienta
Zumo de limón | pimentón
1 cucharadita de hoijtas de tomillo
75 g de queso blanco desnatado

Cada porción contiene:
373 kcal, 30 g de proteínas, 12 g de grasa,
36 g de hidratos de carbono, 17 g de fibra

1. Cocer las lentejas en 150 ml de agua 15 minutos a fuego medio.

2. Lavar el hinojo y reservar las ramitas verdes. Cortar por la mitad el bulbo y quitar el tronco. Untar con aceite las superficies de corte del hinojo. Colocarlos con la parte aceitada hacia abajo en una fuente de horno y verter el caldo por encima. Precalentar el horno a 160°.

3. Condimentar las lentejas con sal, pimienta, zumo de limón, pimentón y hojitas de tomillo. Mezclarlas con el queso blanco, hacer un puré y añadirlo al hinojo. Picar las ramitas verdes del hinojo y espolvorear sobre el hinojo.

4. Gratinar el hinojo en el horno precalentado durante unos 45 minutos.

Preparación: 25 minutos

500 g de espárragos blancos
Sal yodada | azúcar | 3 ramitas
de eneldo | 1 loncha de salmón
ahumado | 1 cucharada de queso
blanco desnatado | 1 cucharada
de leche semidesnatada
1/2 cucharadita de zumo de limón
Pimienta

Cada porción contiene:
138 kcal, 16 g de proteínas, 5 g de grasa,
8 g de hidratos de carbono, 6 g de fibra

1. Pelar los espárragos, cortar el extremo inferior, cocer en agua salada con una pizca de azúcar 20 minutos sin que el agua hierva.

2. Lavar y picar el eneldo. Machacar el salmón y hacer una crema con el queso, un poco de leche y el zumo de limón. Añadir el eneldo, sal y pimienta. Verter sobre los espárragos.

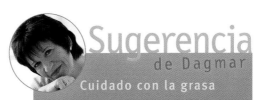

Sugerencia
de Dagmar
Cuidado con la grasa

Si bien el salmón contiene ácidos grasos saludables, también éstos son fuente de energía concentrada. Por ello, cuando como esta receta, elijo como segunda comida principal del día una receta baja en grasa.

119

Desayunos

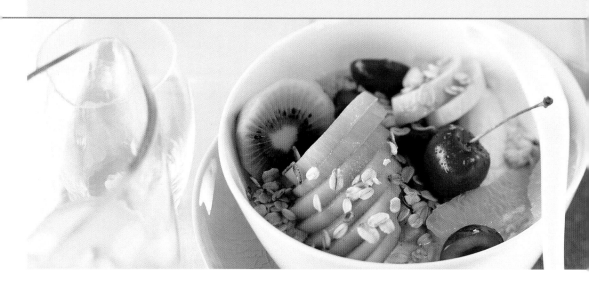

Desayuno multicolor

→ Receta apta para la oficina, vegetariana

Preparación: 15 minutos

4 cucharadas de copos de avena
de grano grueso
1 naranja pequeña
1 plátano | 1 kiwi
50 g de cerezas (frescas o de tarro
sin azucarar)
100 ml de leche semidesnatada
200 ml de zumo de naranja

Cada porción contiene:

**475 kcal, 13 g de proteínas, 6 g de grasa,
87 g de hidratos de carbono, 9 g de fibra**

1. Tostar los copos de avena en la sartén sin grasa ni aceite. Pelar la naranja, el plátano y el kiwi, y trocearlos. Lavar y deshuesar las cerezas frescas, escurrir las cerezas en conserva.

2. Batir la mitad de las rodajas de plátano con la leche. Colocar las frutas cortadas en un cuenco, añadir los copos de avena y el batido de plátano.

3. Para acompañar, beba un vaso de zumo de naranja.

El consejo ideal

Si se lo quiere llevar al trabajo, meta la fruta y los copos de avena en una fiambrera hermética. Vierta la leche por encima justo antes de comérselo.

Muesli de uvas
→ Receta relámpago, vegetariana

Tostada de pera
→ Receta relámpago, vegetariana

Preparación: 5 minutos

100 g de uvas sin pepitas
1 cucharada de almendras
laminadas | 4 cucharadas de
copos de avena de grano grueso
100 ml de leche semidesnatada
200 ml de zumo de manzana

Cada porción contiene:
423 kcal, 12 g de proteínas, 11 g de grasa,
67 g de hidratos de carbono, 5 g de fibra

1. Lavar las uvas y partir por la mitad. Remover las frutas con las almendras laminadas, los copos de avena y la leche.

2. Para acompañar, beba un vaso de zumo de manzana.

Preparación: 10 minutos

1 pera grande y blanda (200 g)
1 cucharada de pasas
4 cucharadas de queso blanco desnatado | 2 rebanadas de pan de
molde integral | canela en polvo
1 cucharadita de almendras laminadas | 200 ml de zumo de naranja

Cada porción contiene:
389 kcal, 13 g de proteínas, 5 g de grasa,
72 g de hidratos de carbono, 11 g de fibra

1. Lavar la pera y quitarle el corazón. Trocearla, machacarla con un tenedor y mezclarla con las uvas pasas y el queso.

2. Tostar las rebanadas de pan y untarlas con la crema de pera. Espolvorear con las almendras laminadas y un poco de canela.

3. Para acompañar, beba un vaso de zumo de naranja.

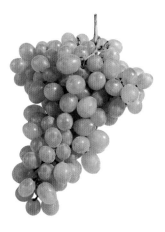

El consejo ideal

En vez de zumo de naranja, también puede beber otros zumos. Lo importante es que sean zumos y no néctares o bebidas con zumo, ya que estos últimos suelen estar diluidos con agua y a menudo se les añade mucho azúcar. Es preferible rebajar uno mismo el zumo con agua.

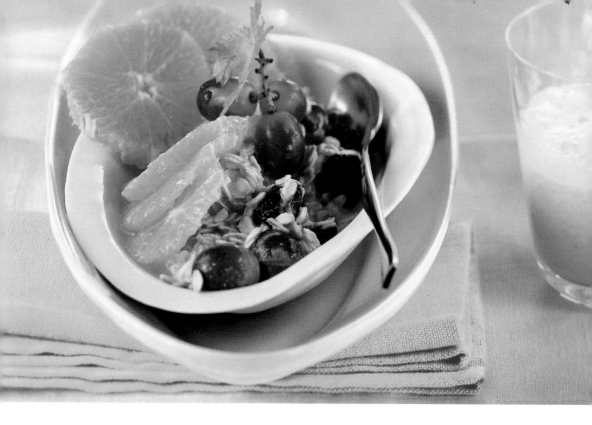

Muesli frutal

→ Receta relámpago, vegetariana

Preparación: 10 minutos

1 plátano grande
300 ml de zumo de naranja
50 g de uvas sin pepitas
1 mandarina o 1 naranja pequeña
4 cucharadas de copos de avena
de grano grueso

Cada porción contiene:
438 kcal, 10 g de proteínas, 4 g de grasa,
86 g de hidratos de carbono, 6 g de fibra

1. Pelar el plátano y machacarlo con el zumo de naranja. Lavar las uvas y partir por la mitad. Pelar la mandarina y trocearla.

2. Mezclar la madarina con las uvas, los copos de avena y un tercio de la mezcla de plátano y zumo de naranja. Beba el resto del zumo para acompañar.

Variante

Si no encuentra uvas sin pepitas, pruebe el muesli con frutas del bosque (pueden ser congeladas), higos frescos o uvas pasas maceradas en zumo de naranja. Y si quiere darle un toque distinto a su desayuno, añádale un poco de canela, ralladura de coco tostada o sésamo.

Crema de queso a las finas hierbas
→ Receta relámpago, vegetariana

Preparación: 10 minutos

1/2 manojito de hierbas (eneldo,
perejil o cebollinos)
2 cucharadas de queso blanco
desnatado
Sal yodada | pimienta
1 barrita de pan integral
4 tomates cherry
200 ml de zumo de manzana

Cada porción contiene:
247 kcal, 9 g de proteínas, 3 g de grasa,
44 g de hidratos de carbono, 4 g de fibra

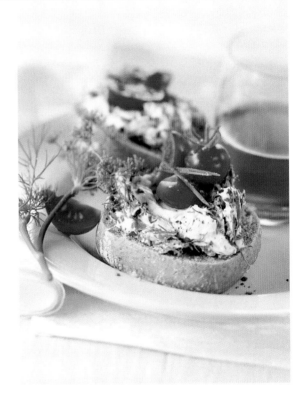

El consejo ideal

→ Muchas personas sufren de intolerancia a la leche y los productos lácteos. Para ellas resulta ideal el muesli frutal de la izquierda.

→ La crema de queso a las finas hierbas puede prepararse también con queso a base de soja o con un puré de lentejas (comprado o hecho en casa según se indica en la receta del hinojo gratinado en la página 119).

1. Lavar las hierbas aromáticas y picar las hojas. Mezclar con el queso y salpimentar.

2. Partir la barrita de pan en dos mitades y untarlas con la crema. Partir los tomates en cuartos y colocar sobre la crema. Para acompañar, beba un zumo de manzana.

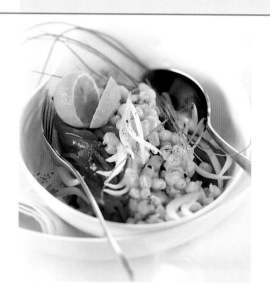

Ensalada de pimiento y maíz

→ Receta relámpago, apta para la oficina, económica, vegetariana

1. Poner a escurrir el maíz. Pelar la cebolla y picarla fina. Partir el pimiento por la mitad y quitar el pedúnculo, las pepitas y las partes blancas. Lavarlo y cortarlo en tiras finas.

2. Lavar el cebollino y cortarlo en aros finos. Mezclarlo con la mostaza, el caldo de verduras y el aceite. Incorporar el maíz, la cebolla y el pimiento a la salsa y condimentar con sal, pimienta y zumo de limón.

Preparación: 15 minutos

150 g de maíz en conserva
1 cebolla pequeña
1 pimiento morrón pequeño
1/2 manojo de cebollinos
1/4 de cucharadita de mostaza suave
2 cucharadas de caldo de verduras
1 cucharadita de aceite de oliva
1 cucharadita de zumo de limón
Sal yodada | pimienta

Cada porción contiene:
200 kcal, 6 g de proteínas, 7 g de grasa, 26 g de hidratos de carbono, 8 g de fibra

El consejo ideal

→ El maíz en conserva, una vez abierto, se mantiene fresco en la nevera durante algunos días sumergido en el jugo. Trasváselo para su conservación a otro recipiente que no sea de metal (coge sabor). Puede usarlo para la ensalada de manzana y maíz (a la derecha) y para la ensalada de pera y rúcula (página 129).

→ El pimiento morrón contiene mucha más vitamina C que el pimiento verde, por lo que se convierte en uno de los principales suministradores de esta importante vitamina para el sistema inmunitario y para protegerse de sustancias agresivas que atacan y destruyen las células del organismo.

Ensalada de maíz y manzana

→ Receta relámpago, vegetariana, económica, apta para la oficina

Bocadillo de fiambre de pavo

→ Receta relámpago, apta para la oficina

Preparación: 15 minutos

1/2 manojito de perejil
2 cucharadas de queso blanco desnatado
1 cucharadita de zumo de limón
150 g de maíz en conserva
4 rabanitos
1 manzana ácida
Sal yodada | pimienta

Cada porción contiene:
197 kcal, 10 g de proteínas, 2 g de grasa, 33 g de hidratos de carbono, 7 g de fibra

1. Lavar el perejil, escurrirlo hasta que esté seco, picar las hojas y mezclarlas con el queso y el zumo de limón.

2. Dejar escurrir el maíz. Limpiar y lavar los rabanitos y cortarlos en rodajas finas. Lavar la manzana, quitarle el corazón y cortar en dados. Incorporar el maíz, los rabanitos y los daditos de manzana a la crema de queso y salpimentar.

Preparación: 10 minutos

1 cucharada de tomate concentrado
1 cucharada de queso fresco
(5 % M.G.) | sal yodada | pimienta
1 barrita de pan integral
2 rabanitos | 1/4 de calabacín
pequeño | 1 loncha de pechuga
de pavo (fiambre)
200 ml de zumo de manzana

Cada porción contiene:
352 kcal, 20 g de proteínas, 5 g de grasa, 56 g de hidratos de carbono, 6 g de fibra

1. Mezclar el tomate concentrado con el queso fresco y salpimentarlo. Cortar la barrita de pan en dos mitades y untarlas con la mezcla preparada.

2. Limpiar y lavar los rabanitos y el calabacín, y cortarlos en rodajas gruesas. Repartir sobre una de las mitades del pan, colocar sobre ella la loncha de fiambre y cerrar el bocadillo con la otra mitad del pan. Bébase el zumo para acompañar.

El consejo ideal

El calabacín, en la nevera, se conserva fresco unos cuatro días. Lo puede utilizar para las tostas de gambas y calabacín (página 129) o para el filete de merluza gratinado (página 115).

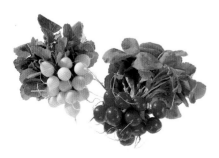

Ensalada de puerro y rabanitos

→ Receta relámpago, apta para la oficina

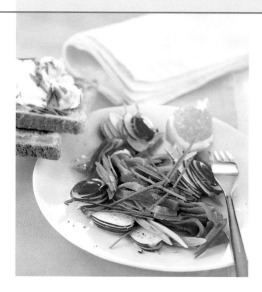

1. Tostar las rebanadas de pan. Cortar el puerro a lo largo y lavarlo bien al grifo. Quitar las partes verdes, cortar el resto en anillos finos y rehogar unos 2 minutos en aceite caliente. Exprimir el zumo de la naranja y añadir al puerro.

2. Cortar los rabanitos en rodajas. Retirar el borde de tocino del lomo y cortar en tiras. Mezclarlo con los rabanitos, el puerro, el caldo de verduras y el vinagre. Salpimentar.

3. Lavar el cebollino, picarlo en aros finos y espolvorear la mitad sobre la ensalada.

4. Mezclar la otra mitad del cebollino con el queso fresco y untar las tostadas con ello. Comer las tostadas untadas con la ensalada.

Preparación: 15 minutos

2 rebanadas de pan de molde integral
1 puerro fino
1 cucharadita de aceite de semillas
1 naranja | 5 rabanitos
100 g de lomo embuchado
2 cucharadas de caldo de verduras
1 cucharada de vinagre de manzana
Sal yodada
Pimienta
1 manojo de cebollinos
100 g de queso fresco (5 % M.G.)

Cada porción contiene:
449 kcal, 37 g de proteínas, 17 g de grasa, 35 g de hidratos de carbono, 8 g de fibra

El consejo ideal

→ Si quiere comer la ensalada en el trabajo, en vez de las tostadas, llévese una rebanada de pan integral, ya que el pan se seca menos que las tostadas. Lleve la ensalada y el pan por separado.

→ Si sustituye el pan de molde o integral por pan ideal de bajo IG, esta receta amarilla se convierte en una receta verde.

→ El resto del lomo se conserva fresco en la nevera durante algunos días. Puede usarlo para la ensalada de kiwi con achicoria (a la derecha).

Ensalada de kiwi con achicoria

→ Receta relámpago, apta para la oficina

Tostas de tomate y pimiento

→ Receta relámpago, económica

Preparación: 15 minutos

2 rebanadas de pan de molde integral | 1/2 achicoria pequeña
2 kiwis | 100 g de lomo embuchado
1 cucharadita de aceite de oliva
1 cucharadita de vinagre de manzana | sal yodada | pimienta
200 ml de zumo de naranja

Cada porción contiene:
420 kcal, 25 g de proteínas, 12 g de grasa, 48 g de hidratos de carbono, 7 g de fibra

Preparación: 5 minutos

1 tomate | 1 pimiento pequeño
100 g de queso fresco con cereales (20 % M.G. ext. seco)
2 rebanadas grandes de pan integral |
Sal yodada | pimienta

Cada porción contiene:
338 kcal, 22 g de proteínas, 8 g de grasa, 44 g de hidratos de carbono, 13 g de fibra

1. Tostar el pan. Lavar la achicoria y cortarla en trozos. Pelar los kiwis y cortarlos en rodajas. Retirar el borde de tocino del lomo y cortar en tiras.

2. Hacer una emulsión con el aceite y el vinagre, y mezclar con la achicoria, el kiwi y el lomo. Salpimentar. Servir acompañado de pan y zumo.

1. Lavar el tomate y cortarlo en rodajas gruesas. Partir el pimiento por la mitad y quitar el pedúnculo, las pepitas y las partes blancas. Lavarlo y cortarlo en tiras anchas y cortas.

2. Untar el queso fresco en el pan, poner encima los trozos de tomate y pimiento, y salpimentar.

El consejo ideal

→ Meta la ensalada en una fiambrera para llevarla al trabajo. En lugar de las tostadas, cómase un panecillo.

→ La achicoria, envuelta en papel de periódico en la nevera, se conserva fresca unos tres días. Puede usarla para la ensalada frutal de achicoria (página 99).

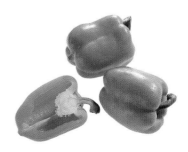

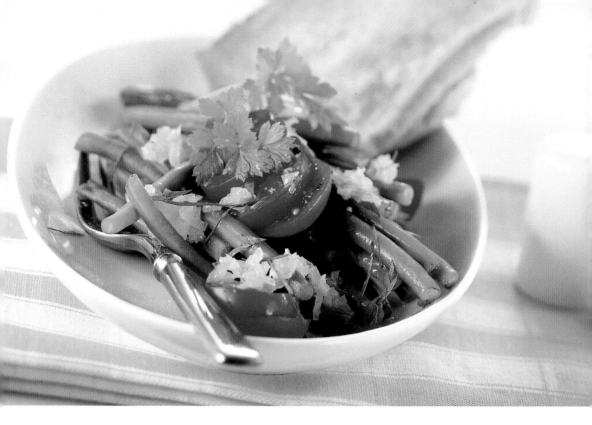

Ensalada de tomate y judías verdes

→ Receta vegetariana, apta para la oficina

Preparación: 20 minutos

100 g de judías verdes
Sal yodada
2 rebanadas de pan de molde
1 cebolla pequeña
1 cucharadita de aceite de oliva
4 tomates cherry
4 ramitas de perejil
1 cucharadita de caldo de verduras
1 cucharadita de vinagre de
manzana
Pimienta

Cada porción contiene:
185 kcal, 7 g de proteínas, 7 g de grasa,
23 g de hidratos de carbono, 6 g de fibra

1. Lavar las judías y cocerlas unos 10 minutos en agua salada. Tostar las rebanadas de pan.

2. Pelar la cebolla, picarla fina y rehogarla en aceite caliente hasta que esté transparente. Lavar los tomates cherry y trocearlos.

3. Cortar en trozos las judías cocidas y dejar escurrir. Lavar el perejil y picar las hojas muy finas.

4. Preparar un aliño a partir del caldo, el vinagre, el perejil, la sal y la pimienta. Mezclar las judías, los tomates y la cebolla, aliñar y servir con las tostadas.

Ensalada de pera y rúcula

→ Receta relámpago, apta para la oficina, vegetariana

Tostas de gambas y calabacín

→ Receta relámpago, apta para la oficina

Preparación: 15 minutos

1 rebanada de pan integral
100 g de maíz en conserva
1 cucharadita de aceite de oliva
1 cucharadita de caldo de verduras
1 cucharadita de vinagre de
manzana | 1/4 de cucharadita
de mostaza suave | 30 g de rúcula
1 pera dulce y madura
Sal yodada | pimienta

Cada porción contiene:
321 kcal, 8 g de proteínas, 8 g de grasa,
54 g de hidratos de carbono, 13 g de fibra

1. Tostar la rebanada de pan. Dejar escurrir el maíz. Preparar un aliño a partir del aceite, el caldo, el vinagre y la mostaza.

2. Lavar la rúcula, sacudir para que suelte el agua y quitar los rabos largos. Lavar la pera, quitarle el corazón y cortar en dados.

3. Mezclar la rúcula y la pera con el maíz, y aliñar. Salpimentar. Se come con pan.

El consejo ideal

Si quiere aumentar la cantidad de aliño, aumente las cantidades de caldo, vinagre y mostaza, manteniendo la cantidad de aceite original.

Preparación: 15 minutos

1 cebolla pequeña
1 cucharadita de aceite de oliva
1/2 calabacín pequeño
100 g de queso fresco con cereales
(20 % M.G. ext. seco)
Sal yodada | pimienta | curry
2 rebanadas grandes de pan integral
50 g de gambas cocidas

Cada porción contiene:
412 kcal, 30 g de proteínas, 13 g de grasa,
42 g de hidratos de carbono, 10 g de fibra

1. Pelar la cebolla, picarla fina y rehogarla en aceite caliente hasta que esté transparente. Lavar el calabacín, cortarlo en daditos pequeños, agregarlo a la cebolla y seguir rehogando.

2. Mezclar la verdura con el queso fresco y condimentar con sal, pimienta y curry. Tostar el pan, untar con la crema y coronar con las gambas.

El consejo ideal

→ Incorpore las gambas al queso y llévese la crema en una fiambrera al trabajo.

→ Puede utilizar el calabacín sobrante para las verduritas al curry (página 134).

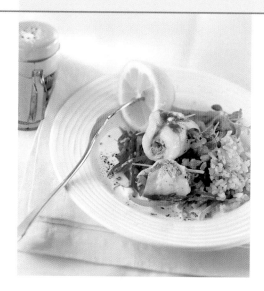

Rollitos de lenguado con pimiento
→ Exquisitez

1. Llevar 100 ml de caldo a ebullición, incorporar el arroz, tapar y dejar hacerse a fuego lento durante unos 25 minutos.

2. Lavar el filete de lenguado, secar y cortarlo a lo largo. Rociar con el zumo de limón.

3. Partir los pimientos por la mitad y quitar el pedúnculo, las pepitas y las partes blancas. Lavarlos y cortarlos en tiras finas. Cocerlos durante 5 minutos en el resto del caldo.

4. Secar las tiras del filete de pescado. Untarlas por un lado con el tomate concentrado. Salpimentar. Espolvorear algunas hojitas de tomillo por encima. Colocar algunas tiras de pimiento sobre el pescado de forma transversal. Salpimentar, enrollar los filetes de pescado y sujetarlos con palillos.

5. Mezclar el queso fresco con el resto de hojitas de tomillo y añadir el resto de las tiras de pimiento. Colocar los rollitos encima de la crema, tapar y rehogar otros 10 minutos. Salpimentar. Servir acompañados del arroz.

Preparación: 25 minutos

50 g de arroz integral
150 ml de caldo de gallina
1 filete de lenguado (aprox. 150 g)
1/2 cucharadita de zumo de limón
2 pimientos pequeños, uno verde y uno morrón
1 cucharadita de tomate concentrado
Sal yodada | pimienta
4 ramitas de tomillo
100 g de queso fresco (0,2 % M.G.)
Además: palillos

Cada porción contiene:
491 kcal, 53 g de proteínas, 9 g de grasa, 48 g de hidratos de carbono, 9 g de fibra

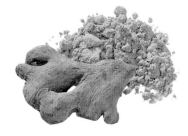

Crema de merluza y patata
→ Receta económica, exquisitez

Crema de patata con coco
→ Receta relámpago, vegetariana

Preparación: 25 minutos

1 cebolla pequeña | 1 diente de ajo
150 g de patatas | 1 puerro fino
1 cucharada de aceite de semillas
400 ml de caldo de verduras
Sal yodada | azúcar
100 g de filete de merluza
100 g de queso fresco (0,2 % M.G.)
4 ramitas de perejil

Cada porción contiene:
437 kcal, 44 g de proteínas, 13 g de grasa,
34 g de hidratos de carbono, 7 g de fibra

1. Pelar la cebolla, el diente de ajo y las patatas, y trocearlos. Limpiar y lavar bien el puerro, quitar la parte verde y cortar el resto en aros finos.

2. Rehogar la cebolla en 1 cucharadita de aceite caliente. Añadir el ajo, las patatas y el puerro. Rehogar todo junto. Incorporar el caldo. Condimentar con sal, pimienta y un poco de azúcar. Reducir la sopa durante 5 minutos.

3. Lavar los filetes de merluza, secar con papel de cocina y trocear. Freír en el resto del aceite caliente por ambos lados.

4. Retirar la sopa del fuego, añadir el queso fresco y hacer un puré con ello. Agregar los trocitos de pescado y hacer a fuego lento durante 5 minutos. En caso necesario, se corrige la condimentación.

5. Lavar el perejil, picar las hojas y espolvorear sobre la crema antes de servir.

Preparación: 15 minutos

150 g de patatas para guisar
1 cucharadita de aceite de semillas
1 trocito de jengibre fresco
1 cebolla
300 ml de caldo de verduras
50 ml de crema de coco
1 cebolleta tierna
Sal yodada | curry

Cada porción contiene:
285 kcal, 9 g de proteínas, 15 g de grasa,
28 g de hidratos de carbono, 5 g de fibra

1. Pelar las patatas, cortarlas en dados y rehogar brevemente en aceite caliente.

2. Pelar el jengibre y la cebolla, picar muy finos y añadir a las patatas. Incorporar el caldo y cocer durante 5 minutos. Pasarlo por la batidora junto con la crema de coco.

3. Lavar las cebolletas y cortarlas en aros finos. Calentarlas en la crema. Condimentar con sal y curry.

El consejo ideal

Esta receta puede transformarse fácilmente en una receta verde si se emplea colinabo en lugar de patatas.

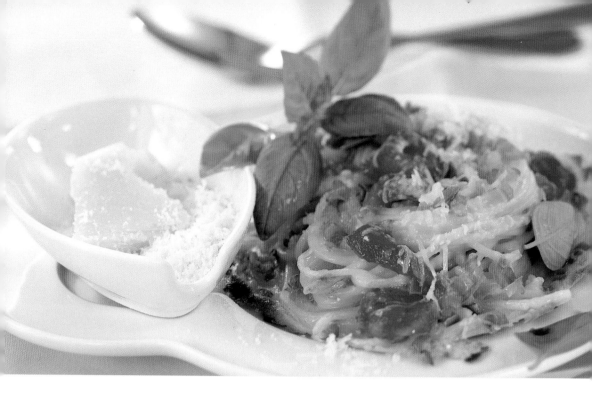

Nidos de pasta

→ Receta económica, vegetariana

Preparación: 25 minutos
En el horno: 15 minutos

Sal yodada
1 pimiento verde pequeño
75 g de espaguetis (de sémola
de trigo duro sin huevo)
2 cucharadas de leche semidesnatada
1 huevo │ 2 cucharadas de harina
75 g de tomate frito con trozos
(en conserva)
2 cucharadas de queso parmesano
Pimienta
1/2 manojito de albahaca
Además: papel engrasado para
el molde

Cada porción contiene:
544 kcal, 28 g de proteínas, 15 g de grasa,
72 g de hidratos de carbono, 7 g de fibra

1. Llenar una cazuela con agua salada y llevar a ebullición. Partir el pimiento por la mitad y quitar el
pedúnculo, las pepitas y las partes blancas. Lavarlo y
cortarlo en dados. Cocer los espaguetis con los dados
de pimiento durante el tiempo indicado en el paquete
de espaguetis.

2. Mezclar la leche, el huevo y la harina, y salar un
poco. Precalentar el horno a 180°. Cubrir la bandeja
del horno con papel engrasado.

3. Una vez cocidos al dente, quitar el caldo de cocción
de los espaguetis con los pimientos, lavar con agua fría
y dejar escurrir. Mezclar los espaguetis con la masa de
leche y huevo, formar pequeños nidos de pasta y colocarlos sobre la bandeja del horno. Echar el tomate frito
sobre los nidos y espolvorear con paremsano. Salpimentar. Asar en el horno precalentado durante unos
15 minutos.

4. Lavar la albahaca, escurrirla hasta que esté seca y
picar las hojas. Servir los nidos con albahaca picada.

Atún con salsa de mango y pimiento

→ Receta exótica

Preparación: 25 minutos

2 patatas pequeñas (150 g)
Sal yodada | 1 pimiento morrón
pequeño | 1 diente de ajo
1 filete de atún de 100 g (fresco o
congelado)
1 cucharada de zumo de limón
4 cucharadas de caldo de verduras
1/2 mango
1/2 manojito de perejil
1 cucharada de queso fresco
(5 % M.G.) | curry | pimienta

Cada porción contiene:
458 kcal, 32 g de proteínas, 19 g de grasa,
38 g de hidratos de carbono, 9 g de fibra

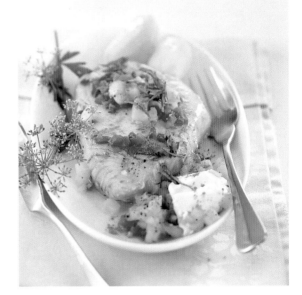

El **consejo ideal**

→ A quien le siente mal o no le guste
el pimiento, puede cortar dos zanahorias en daditos y cocerlas 5 minutos
antes de añadir el atún. Proceder a
partir de ahí como se indica arriba.

→ En lugar del mango, también
puede pelar una manzana dulce, quitarle el corazón, cortarla en dados
medianos y cocerla como el mango.

1. Pelar las patatas y cocer unos 20 minutos en agua salada.

2. Partir el pimiento por la mitad y quitar el pedúnculo, las
pepitas y las partes blancas. Lavarlo y cortarlo en dados. Pelar
y picar el diente de ajo. Lavar el filete de atún y rociarlo con el
zumo de limón.

3. Cocer el pimiento y el ajo en el caldo de verduras, añadir
el pescado y dejar hacerse durante unos 10 minutos a fuego
medio destapado. Pelar el mango, quitar el hueso, picar
la pulpa en daditos y añadirlos al pimiento con el pescado
cuando queden 3 minutos de cocción.

4. Lavar el perejil y picar menudo. Sacar el pescado, incorporar el queso fresco a la mezcla de pimiento y mango, y condimentar con perejil, curry, sal y pimienta. Servir con el filete de
atún y las patatas.

133

Pasta con salsa de atún y tomate

→ Receta económica

Verduritas al curry

→ Receta vegetariana, apta para la oficina

Preparación: 20 minutos

100 g de pasta (de sémola de trigo duro sin huevo) | sal yodada
1 cebolla pequeña
1 cucharadita de aceite de oliva
200 g de tomate frito con trozos (en conserva) | 100 g de atún (de lata, al natural sin aceite)
1 cucharadita de queso fresco (5 % M.G.) | pimentón picante
1 cucharadita de alcaparras
Pimienta
1/2 manojito de albahaca

Cada porción contiene:
547 kcal, 15 g de proteínas, 8 g de grasa, 102 g de hidratos de carbono, 7 g de fibra

1. Cocer la pasta en 400 ml de agua salada según las instrucciones del envase.

2. Pelar la cebolla, picarla fina y rehogarla en aceite caliente hasta que esté transparente. Añadir el tomate frito y reducir a fuego lento. Desmenuzar el atún con un tenedor y añadirlo. Seguir reduciendo la salsa a fuego lento, incorporar el queso fresco y condimentar con el pimentón, las alcaparras, la sal y la pimienta.

3. Lavar la albahaca, sacudirla para que suelte el agua y picarla. Servir la pasta con la salsa y la albahaca.

Preparación: 25 minutos

50 g de arroz integral | 300 ml de caldo de verduras | 1 cebolla
1 diente de ajo | 1 zanahoria
1 cucharadita de aceite de semillas
50 g de guisantes
1 calabacín pequeño
1 trocito pequeño de jengibre
1 cucharadita de zumo de limón
50 g de crema de coco | curry
Sal yodada | pimienta

Cada porción contiene:
419 kcal, 14 g de proteínas, 16 g de grasa, 53 g de hidratos de carbono, 10 g de fibra

1. Llevar 100 ml de caldo a ebullición, incorporar el arroz, tapar y dejar hacerse a fuego lento durante unos 25 minutos.

2. Pelar el ajo, la cebolla y la zanahhoria. Picar la cebolla y el ajo, y cortar la zanahoria en daditos. Rehogar la cebolla en aceite caliente hasta que esté transparente, y añadir el ajo y la zanahoria. Incorporar el resto del caldo, tapar y dejar cocer durante 5 minutos.

3. Lavar y trocear el calabacín y los guisantes. Pelar el jengibre, picarlo menudo e incorporarlo a la verdura junto con los guisantes, el calabacín, el zumo de limón y la crema de coco. Dejarlo cocer destapado otros 10 minutos a fuego lento. Condimentar con curry, sal y pimienta. Servir con el arroz.

Solomillo de cerdo exótico
→ Exquisitez

Gratinado de patatas y ternera con puerro
→ Receta económica

**Preparación: 25 minutos
Cocción: 15 minutos**

1 cebolla pequeña | 1 diente de
ajo | 1 trocito pequeño de jengibre
1 patata grande (150 g) | 1 tomate
grande | 50 ml de crema de coco
3 cucharadas de vinagre de
manzana
1 cucharadita de azúcar | cilantro
Comino | pimienta | canela
Clavo en polvo | nuez moscada
100 g de solomillo de cerdo
Pimentón picante
1 cucharadita de aceite de semillas
100 ml de caldo de carne
Sal yodada

Cada porción contiene:
402 kcal, 28 g de proteínas, 18 g de grasa,
30 g de hidratos de carbono, 4 g de fibra

1. Pelar la cebolla, el jengibre y el ajo, y picar-
los menudos. Pelar la patata y cortarla en daditos con el tomate. Mezclar la crema de coco
con el vinagre, el azúcar, un poco de cilantro,
comino, pimienta, canela, clavo y nuez moscada.

2. Condimentar el solomillo con pimentón
picante, freír por ambos lados en aceite
caliente y reservar caliente. Rehogar en el
aceite la cebolla, el ajo y el jengibre. Incorporar
los daditos de tomate y patata con la leche de
coco condimentada y el caldo, tapar y dejar
hacerse a fuego medio durante 15 minutos.
Añadir la carne, salar y servir.

**Preparación: 30 minutos
En el horno: 20 minutos**

1 patata grande para cocer (150 g)
Sal yodada | 1 puerro mediano
100 g de filete de ternera
1 cebolla
1 cucharadita de aceite de semillas
Pimienta | pimentón picante
1/2 manojito de perejil
100 g de queso fresco (0,2 % M.G.)

Cada porción contiene:
414 kcal, 50 g de proteínas, 10 g de grasa,
30 g de hidratos de carbono, 7 g de fibra

1. Cocer la patata en agua salada durante
20 minutos. Precalentar el horno a 200°.

2. Lavar la parte blanca y verde clara del
puerro, y cortar en aros. Cortar la carne en
rodajas finas. Pelar la cebolla, picarla fina y
rehogarla en aceite caliente. Añadir la carne
y freírla vuelta y vuelta.

3. Pelar la patata cocida y cortarla en rodajas.
Cortar la carne en dados.

Disponer la patata, el puerro y la carne en
capas en un molde para horno, condimen-
tando con sal, pimienta y pimentón picante.

4. Lavar el perejil, picar las hojas y removerlo
con el queso fresco. Salpimentar y coronar
con la mezcla el gratinado. Asar en el horno
durante unos 20 minutos.

135

Pechuga de pollo rellena con puerro y pasas

→ Receta exótica, exquisita

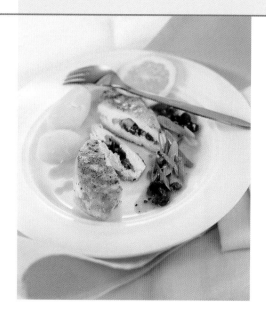

1. Pelar las patatas y cocer unos 25 minutos en un poco de agua salada.

2. Calentar el zumo de naranja y macerar en él las uvas pasas. Quitar la parte verde oscura del puerro. Cortar el puerro a lo largo y lavarlo bien al grifo. Cortar el puerro en aros finos y rehogarlo brevemente en 1 cucharadita de aceite caliente. Añadir las uvas pasas con el zumo, reducir y salpimentar.

3. Abrir un orificio a lo largo en la carne, salpimentarlo y rellenarlo con parte de la masa de puerro y uvas pasas. Cerrar con palillos.

4. Enharinar el pollo y sofreírlo brevemente por ambas caras con 1 cucharadita de aceite caliente. Añadir el caldo, tapar y dejar hacerse otros 10 minutos a fuego medio. Cuando falten 5 minutos de cocción, añadir el resto de relleno a la carne. Servir con puerro y patatas.

Preparación: 30 minutos

2 patatas pequeñas (200 g)
Sal yodada
4 cucharadas de zumo de naranja
1 cucharada de pasas
1 puerro fino | 2 cucharaditas de aceite de oliva | pimienta
1 filete de pechuga de pollo (150 g)
1 cucharadita de harina
5 cucharadas de caldo de gallina
Además: 2 palillos

Cada porción contiene:
464 kcal, 43 g de proteínas, 13 g de grasa, 42 g de hidratos de carbono, 8 g de fibra

El consejo ideal

La pechuga de pollo rellena se convierte en una receta verde si prescinde de las patatas como acompañante. En su lugar, utilice para el relleno y el acompañante un puerro grande y un colinabo, que se cortará en daditos. De este modo esta receta le ayudará a adelgazar de forma aún más eficaz.

Pasta con merluza
→ Receta económica

Suflé de manzana
→ Receta económica, apta para la oficina

Preparación: 25 minutos

1 zanahoria
1/2 manojito de perejil liso
2 tomates | sal yodada
50 g de tallarines finos
150 g de filete de merluza
1 cucharada de aceite de semillas
Pimienta
1 cucharadita de queso
parmesano rallado

Cada porción contiene:
454 kcal, 38 g de proteínas, 14 g de grasa,
44 g de hidratos de carbono, 8 g de fibra

1. Pelar la zanahoria y cortarla en tiras finitas. Lavar el perejil y picar las hojas muy finas. Lavar los tomates y trocearlos menudos.

2. Llenar una cazuela con agua salada y llevar a ebullición. Cocer en ella los tallarines según las instrucciones del envase. 3 minutos antes de terminar el tiempo de cocción, añadir las tiras de zanahoria.

3. Sofreír la merluza en aceite caliente 3 minutos por cada lado. Añadir el tomate, rehogar brevemente y salpimentar.

4. Añadir los tallarines escurridos con la zanahoria al pescado, espolvorear con parmesano y perejil, volver a condimentar y servir en seguida.

Preparación: 25 minutos
En el horno: 45 minutos

3 rebanadas (100 g) de pan integral
150 ml de leche semidesnatada
1 manzana | 1 cucharadita de
zumo de limón | 1 huevo
Canela | 2 cucharadas de azúcar

Cada porción contiene:
484 kcal, 20 g de proteínas, 10 g de grasa,
77 g de hidratos de carbono, 11 g de fibra

1. Descortezar el pan, cortar en daditos, remojar en la leche y calentarlo.

2. Pelar la manzana, quitarle el corazón y cortar en dados. Cocerla durante 5 minutos con un poco de agua y zumo de limón. Precalentar el horno a 200°.

3. Separar la yema de la clara, amasar la yema con el pan remojado, añadir los daditos de manzana y condimentar con canela. Montar la clara con el azúcar a punto de nieve e incorporar a la masa de miga y manzana.

4. Poner la masa en una fuente pequeña de horno y asar en el horno precalentado durante 45 minutos.

El consejo ideal

Repartir la masa en cinco o seis moldes de suflé y hacer al horno. Esta receta es una alternativa a los pasteles o tartas para los golosos.

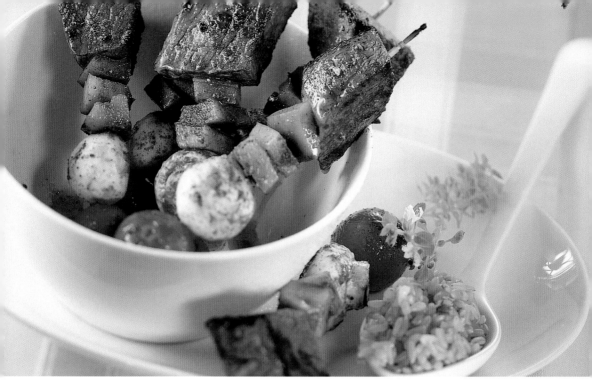

Pinchos de verdura y ternera con arroz

→ Exquisitez

Preparación: 30 minutos

50 g de arroz integral
100 ml de caldo de verduras
100 g de carne de ternera
1 cucharada de aceite de oliva
1 pimiento verde pequeño
6 tomates cherry
6 champiñones pequeños
Sal yodada | pimienta
Pimentón
1/4 de manojito de albahaca
Además: 3 pinchos largos de madera

Cada porción contiene:
486 kcal, 40 g de proteínas, 16 g de grasa,
45 g de hidratos de carbono, 8 g de fibra

1. Llevar el caldo a ebullición, incorporar el arroz, tapar y dejar hacerse a fuego lento durante unos 25 minutos.

2. Sofreír brevemente la carne en aceite caliente por ambos lados, sacar y cortar en dados grandes.

3. Partir el pimiento por la mitad, quitar el pedúnculo, las pepitas y las partes blancas, lavar y cortar en dados grandes. Lavar los tomates, limpiar los champiñones con un paño de cocina y cortarles el rabo.

4. Meter en tres pinchos alternativamente trozos de carne, pimiento, tomate y champiñón. Freír en aceite caliente. Condimentar con sal, pimienta y pimentón.

5. Lavar la albahaca, picar las hojas, condimentar con ellas el arroz y servir con los pinchos.

Variante

Los pinchos también se pueden comer fríos. Si sustituye el arroz por una salsa a base de yogur desnatado, pimentón y albahaca picada, se convierte en una receta verde.

Ternera escalfada con verdura

→ Exquisitez

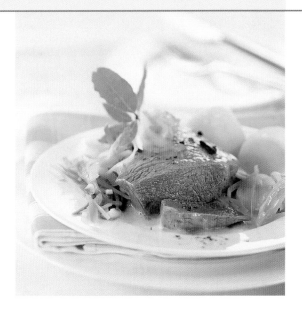

Preparación: 25 minutos

2 patatas pequeñas (150 g)
Sal yodada
200 ml de caldo de carne
50 ml de vino blanco
1 hoja de laurel | 4 clavos
100 g de carne magra de ternera
(contratapa)
1 zanahoria pequeña
1 calabacín pequeño
1 puerro fino
50 g de queso fresco (0,2 % M.G.)
1 cucharadita de maicena
Pimienta | nuez moscada

Cada porción contiene:
434 kcal, 45 g de proteínas, 9 g de grasa,
33 g de hidratos de carbono, 11 g de fibra

1. Pelar las patatas y cocer tapadas unos 25 minutos en agua salada. Precalentar el horno a 80°.

2. Poner a cocer el caldo con el vino, la hoja de laurel y los clavos. Incorporar la carne al caldo y dejar que se haga brevemente sin que hierva el agua. Retirar la carne del caldo y meter al horno para que no se enfríe.

3. Pelar la zanahoria, lavar el calabacín, cortar ambos en palitos finos. Limpiar y cortar el puerro a lo largo, lavarlo al grifo, quitar la parte verde y cortar el resto en aros finos.

4. Incorporar la verdura al caldo caliente y cocer al dente durante unos 3 minutos a fuego fuerte. Sacar la verdura y meter también en el horno para que no se enfríe. Reducir el caldo a aproximadamente un cuarto a fuego fuerte. Retirar la hoja de laurel y los clavos.

5. Mezclar el queso fresco con un poco de caldo y la maicena e incorporarlo al caldo. Condimentar la salsa y la verdura con sal, pimienta y nuez moscada. Servir la carne sobre las tiras de verdura y acompañar con las patatas y la salsa.

Ternera
con pimiento
→ Exquisitez

Pasta gratinada
→ Receta económica, vegetariana

Preparación: 30 minutos

2 patatas (150 g) | sal yodada
1 cebolla
1 cucharadita de aceite de oliva
150 g de carne magra de ternera,
cortada en filetes finos
Pimentón picante
1 pimiento morrón
5 tomates cherry | pimienta
1/4 de manojito de albahaca

Cada porción contiene:
454 kcal, 50 g de proteínas, 12 g de grasa,
35 g de hidratos de carbono, 10 g de fibra

Preparación: 20 minutos
En el horno: 30 minutos

50 g de pasta (sin huevo)
Sal yodada | 1/4 de bulbo de apio
(150 g) | 1 zanahoria
1 cucharada de aceite de semillas
1/4 de manojito de albahaca
50 g de guisantes congelados
75 g de queso fresco (0,2 % M.G.)
5 cucharadas de caldo de gallina
Orégano seco | pimienta

Cada porción contiene:
419 kcal, 24 g de proteínas, 13 g de grasa,
51 g de hidratos de carbono, 15 g de fibra

1. Cocer las patatas en agua salada durante 20 minutos. Precalentar el horno a 80°.

2. Pelar la cebolla, picarla fina y rehogarla en aceite caliente hasta que esté transparente. Añadir la carne, rehogarla hasta que esté hecha, espolvorearla con pimentón y meterla al horno para que no se enfríe.

3. Partir el pimiento por la mitad y quitar el pedúnculo, las pepitas y las partes blancas. Lavarlo y cortarlo en tiras finas. Lavar los tomates y cortarlos en cuartos. Cocer la verdura tapada a fuego lento durante 10 minutos. Salpimentar.

4. Lavar la albahaca y picar las hojas. Pelar las patatas y servirlas con la albahaca como acompañantes de la carne con pimientos.

1. Cocer la pasta en abundante agua salada y dejar escurrir. Precalentar el horno a 200°.

2. Pelar el apio y la zanahoria, cortar en daditos y rehogar en el aceite caliente a fuego lento durante 5 minutos. Lavar la albahaca, secarla y picarla.

3. Poner la pasta con la verdura y los guisantes congelados en una fuente estrecha de horno. Mezclar la albahaca con el queso fresco, el caldo, el orégano, sal y pimienta, verter sobre el molde y hacer al horno durante 30 minutos.

El consejo ideal

Puede utilizar verdura congelada en lugar de fresca, ya que el aporte vitamínico es prácticamente el mismo.

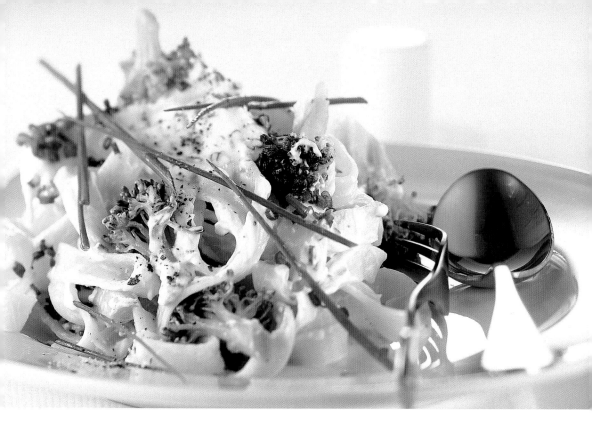

Tallarines con ramilletes de brécol

→ Receta relámpago, vegetariana

Preparación: 15 minutos

Sal yodada
100 g de tallarines (sin huevo)
300 g de brécol
100 ml de caldo de verduras
Nuez moscada
1/2 manojo de cebollino
50 g de queso fresco (0,2 % M.G.)
50 g de queso blanco desnatado
Pimienta

Cada porción contiene:
485 kcal, 34 g de proteínas, 2 g de grasa,
80 g de hidratos de carbono, 11 g de fibra

1. Llenar una cazuela con abundante agua salada, llevar a ebullición y cocer en ella los tallarines según las instrucciones del envase.

2. Lavar el brécol, separar los ramilletes (aprox. 200 g) del tronco, introducir en el caldo de verdura, tapar y cocer durante unos 5 minutos hasta que estén cocidos al dente. Condimentar los ramilletes con sal, pimienta y nuez moscada.

3. Lavar el cebollino, picarlo fino y removerlo con el queso fresco y el queso blanco. Salpimentar. Dejar escurrir los tallarines y añadirles el brécol y la salsa de cebollino. Servir inmediatamente.

Platos principales fríos

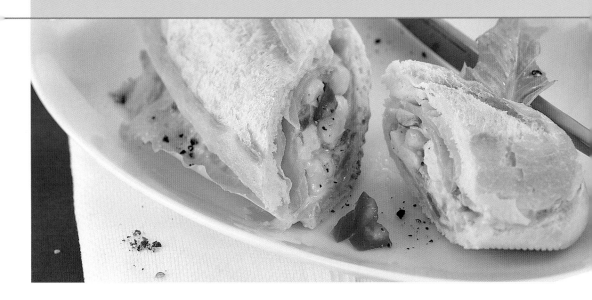

Baguette rellena de salmón y maíz
→ Receta relámpago, apta para la oficina

Preparación: 15 minutos

100 g de maíz en conserva
1 tomate
1 *baguette* pequeña
50 g de queso fresco (5 % M.G.)
1 hoja grande de lechuga
2 lonchas de salmón ahumado
Sal yodada
Pimienta

Cada porción contiene:
427 kcal, 26 g de proteínas, 13 g de grasa,
51 g de hidratos de carbono, 6 g de fibra

1. Dejar escurrir el maíz. Lavar y trocear el tomate. Cortar la *baguette* por la mitad, quitar la miga y desmenuzarla. Mezclarla con la verdura y el queso.

2. Lavar la hoja de lechuga, secarla y colocarla sobre el pan con el salmón. Rellenar la mitad inferior del pan con la mezcla de maíz y tomate, y salpimentar. Tapar con la parte de arriba.

El consejo ideal

El resto del salmón ahumado, en la nevera, se conserva fresco al menos durante cinco días. Puede usarlo para los espárragos con salmón (página 119).

Rollitos de lechuga rellenos

→ Receta apta para la oficina

Ensalada de arroz con fruta

→ Receta apta para la oficina, vegetariana

Preparación: 30 minutos

50 g de arroz de grano largo
150 ml de caldo de verduras
1 cebolla pequeña
1 pimiento morrón
2 lonchas grandes de jamón cocido
1 cucharadita de alcaparras
75 g de queso blanco desnatado
Sal yodada | pimienta
6 hojas de lechuga (grandes y fuertes) | Además: palillos

Cada porción contiene:
338 kcal, 26 g de proteínas, 3 g de grasa, 50 g de hidratos de carbono, 8 g de fibra

1. Incorporar el arroz al caldo hirviendo, tapar y dejar hacerse a fuego lento durante 20 minutos.

2. Pelar la cebolla y picarla menuda. Partir el pimiento por la mitad y quitar el pedúnculo, las pepitas y las partes blancas. Lavarlo y cortarlo en dados. Cortar el jamón también en daditos y mezclarlo con el arroz junto con el pimiento, la cebolla y las alcaparras. Una vez hecho el arroz, mezclar con él el queso blanco y salpimentar.

3. Lavar y secar las hojas de lechuga. Extenderlas haciendo dos montoncitos de 3 hojas cada uno. Poner la mitad de la mezcla de arroz sobre cada montoncito y enrollar la lechuga. En caso necesario, sujetar con palillos.

Preparación: 30 minutos

50 g de arroz de grano largo
150 ml de caldo de verduras
1/2 piña pequeña
1 pimiento pequeño
1 trocito pequeño de jengibre
1 cucharadita de aceite de semillas
1 plátano | sal yodada
1/4 de cucharadita de curry suave

Cada porción contiene:
440 kcal, 9 g de proteínas, 7 g de grasa, 84 g de hidratos de carbono, 8 g de fibra

1. Incorporar el arroz al caldo hirviendo, tapar y dejar hacerse a fuego lento durante 20 minutos.

2. Cortar la media piña a lo largo en dos trozos, pelarlos, quitarles el corazón y trocear. Partir el pimiento por la mitad y quitar el pedúnculo, las pepitas y las partes blancas. Lavarlo y trocearlo. Pelar el jengibre y picarlo fino. Rehogar la piña, el pimiento y el jengibre en aceite caliente.

3. Pelar el plátano y cortarlo en rodajas. Incorporarlo al arroz junto con la mezcla de piña y pimiento, y condimentar con sal y curry.

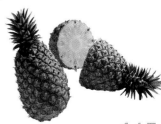

143

Platos principales calientes

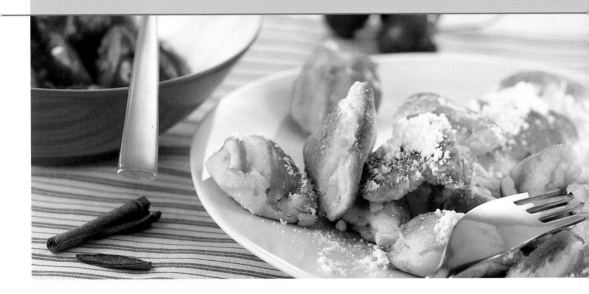

Preparación: 30 minutos

100 g de cerezas (de tarro
sin azucarar)
Canela en polvo | clavo molido
2 cucharadas de zumo de naranja
2 cucharadas de harina
6 cucharadas de leche semidesnatada
2 sobrecitos de azúcar de vainilla
1 huevo grande
1 clara de huevo
1 cucharadita de aceite de semillas
1 cucharada de azúcar glas

Cada porción contiene:
475 kcal, 17 g de proteínas, 13 g de grasa,
70 g de hidratos de carbono, 2 g de fibra

Kaiserschmarrn con compota

→ Receta vegetariana,
económica

1. Escurrir las cerezas. Disolver la canela y el clavo
molido en 3 cucharaditas de zumo de naranja y verter
sobre las cerezas.

2. Mezclar la harina con la leche, el azúcar de vainilla
y el resto del zumo de naranja. Separar la yema de la
clara, incorporar la yema a la masa, montar las 2 claras
a punto de nieve y añadir poco a poco a la masa.

3. Calentar el aceite en una sartén, verter la masa y
hacer por los dos lados. Cortar la tortita en trozos con
dos tenedores y espolvorear con azúcar glas. Servir con
las cerezas.

Frutas del bosque gratinadas

→ Receta vegetariana, apta para la oficina

Preparación: 20 minutos
En el horno: 30 minutos

2 rebanadas de pan tostado
200 g de frutas del bosque
(frescas o congeladas)
100 g de queso blanco desnatado
Canela en polvo
1 huevo
2 sobrecitos de azúcar de vainilla
2 cucharadas de azúcar glas

Cada porción contiene:
472 kcal, 25 g de proteínas, 9 g de grasa,
69 g de hidratos de carbono, 11 g de fibra

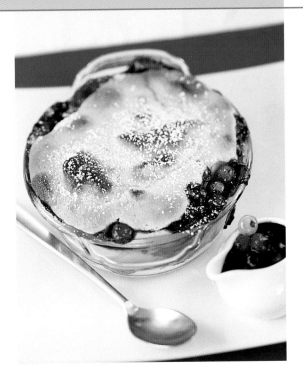

El consejo ideal

En vez de frutas del bosque también puede utilizar gajos de naranja, ciruelas o melocotón. También puede comerse frío y puede llevarse cómodamente al trabajo metido en el molde.

1. Precalentar el horno a 180°. Desmigajar el pan tostado. Meter las migas en una fuente de horno. Descongelar las frutas del bosque en una cazuela a fuego lento o lavar y secar las frescas.

2. Mezclar el queso blanco con un poco de canela. Separar la yema de la clara. Incorporar la yema y el azúcar de vainilla al queso. Montar la clara a punto de nieve e incorporar a la masa de queso.

3. Colocar la mitad de la crema de queso sobre las migas, verter encima dos tercios de las frutas del bosque y cubrir con el resto de la crema de queso. Asar en el horno precalentado durante 30 minutos.

4. Hacer un puré con el resto de frutas del bosque y mezclarlas con el azúcar glas. Añadir azúcar en caso de que las frutas del bosque sean demasiado ácidas. Servirlas con el gratinado.

145

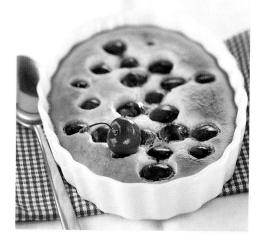

Clafoutis

→ Receta vegetariana, apta
para la oficina, económica

1. Escurrir las cerezas. Batir el huevo con el azúcar de vainilla hasta que esté espumoso y mezclarlo con la harina, la leche y el queso blanco formando una masa.

2. Verter la masa en un molde previamente untado con grasa y pan rallado, y echar encima las cerezas escurridas. Meter al horno frío y asar durante unos 45 minutos a 200°.

Preparación: 10 minutos
En el horno: 45 minutos

200 g de cerezas (de tarro
sin azucarar)
2 sobrecitos de azúcar de vainilla
1 huevo | 40 g de harina
40 ml de leche semidesnatada
2 cucharadas de queso blanco
desnatado
Además: pan rallado y grasa
para untar el molde

Cada porción contiene:
555 kcal, 23 g de proteínas, 8 g de grasa,
94 g de hidratos de carbono, 4 g de fibra

El consejo ideal

→ También puede preparar el clafoutis con ciruelas deshuesadas, albaricoques, melocotones o manzana.

→ Si quiere comer la tarta en varias veces, también puede repartir la masa y la fruta en cuatro moldes pequeños y asarlos en el horno durante 30 minutos.

Arroz dulce gratinado

→ Receta apta para la oficina, económica, vegetariana

Gratinado de pera y sémola

→ Receta vegetariana, apta para la oficina

Preparación: 30 minutos
En el horno: 20 minutos

50 g de arroz integral | 1 huevo
2 sobrecitos de azúcar de vainilla
1 cucharada de pasas
50 g de queso blanco desnatado
1 cucharadita de canela
1/4 de cucharadita de clavo
en polvo
1 manzana pequeña

Cada porción contiene:
465 kcal, 18 g de proteínas, 8 g de grasa,
77 g de hidratos de carbono, 4 g de fibra

1. Llevar 100 ml de agua a ebullición, incorporar el arroz, tapar y dejar hacerse a fuego lento durante unos 25 minutos. Precalentar el horno a 200°.

2. Batir el huevo con el azúcar de vainilla hasta que esté espumoso y mezclarlo con las uvas pasas, el queso, la canela y el clavo. Pelar la manzana, quitarle el corazón y rallarla fina. Mezclarla con el queso.

3. Escurrir bien el arroz, mezclar con la masa de queso y echarlo en un molde engrasado. Asar en el horno durante unos 20 minutos.

Preparación: 10 minutos
En el horno: 45 minutos

1 pera pequeña | 1 yema de huevo
150 g de yogur semidesnatado
50 g de sémola de trigo duro
3 sobrecitos de azúcar de vainilla
2 cucharadas de zumo de limón
1 kiwi
3 cucharadas de zumo de naranja
Además: grasa para untar el molde

Cada porción contiene:
526 kcal, 14 g de proteínas, 10 g de grasa,
92 g de hidratos de carbono, 9 g de fibra

1. Precalentar el horno a 180°. Pelar la pera, quitarle el corazón, rallarla y mezclarla con la yema, el yogur, la sémola, el azúcar de vainilla y el zumo de limón.

2. Engrasar un molde pequeño y rellenar con la masa. Asar en el horno precalentado durante unos 45 minutos.

3. Pelar el kiwi, trocearlo y licuarlo con el zumo de naranja. Verter sobre el gratinado. Puede comerse tanto frío como caliente.

El consejo ideal

La clara sobrante de esta receta puede utilizarla para hacer las bolitas de arroz con leche con espuma de manzana (página 148).

Bolitas de arroz con leche con espuma de manzana

→ Receta vegetariana, económica

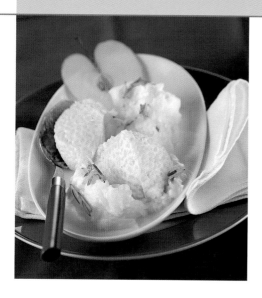

1. Hervir la leche con el azúcar de vainilla. Incorporar el arroz, tapar y dejar hacerse a fuego lento durante 20 minutos.

2. Exprimir el limón. Pelar la manzana, quitarle el corazón y rallarla. Rociar la ralladura con el zumo de limón. Ablandar la mitad de la ralladura manzana en 100 ml de agua a fuego medio y machacarla con un tenedor.

3. Montar la clara a punto de nieve con el azúcar, incorporar al puré templado y dejar enfriar.

4. Incorporar el queso blanco y el resto de la ralladura al arroz, formar bolitas y servirlas sobre la espuma de manzana.

Preparación: 15 minutos

150 ml de leche semidesnatada
2 sobrecitos de azúcar de vainilla
50 g de arroz redondo
1 limón | 1 manzana grande
1 clara de huevo
1 cucharada de azúcar
1 cucharada de queso blanco desnatado

Cada porción contiene:
452 kcal, 15 g de proteínas, 3 g de grasa, 89 g de hidratos de carbono, 3 g de fibra

El consejo ideal

→ El queso desnatado y la leche semidesnatada contienen la misma cantidad de calcio (fortalecedor de los huesos) y vitamina B_2 (favorecedora de la concentración) que sus homólogos enteros. Por tanto, al consumir productos lácteos con poca grasa no pierde ninguna vitamina ni mineral importante y, en cambio, se ahorra numerosos engordantes.

→ La yema sobrante de esta receta puede utilizarla para hacer el gratinado de pera y sémola con salsa de naranja (página 147).

Sopa de frambuesa

→ Receta relámpago, apta para la oficina, vegetariana

Preparación: 10 minutos

300 g de frambuesas (frescas o
congeladas)
150 ml de mosto tinto
1 cucharada de zumo de limón
3 sobrecitos de azúcar de vainilla
Clavo molido
1 cucharada de nata

Cada porción contiene:
360 kcal, 5 g de proteínas, 4 g de grasa,
68 g de hidratos de carbono, 20 g de fibra

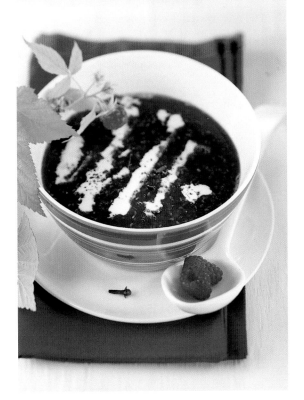

El consejo ideal

→ Esta sopa también sabe muy bien a
base de arándanos. En este caso, se
necesita un poco más de azúcar y han
de cocer 5 minutos.

→ Si las frambuesas son tan dulces
que puede reducirse la cantidad de
azúcar a la mitad o incluso prescindir
de ella, la receta se convierte en una
receta amarilla o incluso verde.

1. Lavar y secar las frambuesas frescas. Poner a cocer las
frambuesas congeladas o las frescas limpias con el mosto,
100 ml de agua y zumo de limón, y dejarlas 2 minutos
cociendo a fuego lento.

2. Pasar por la batidora, volver a calentar y condimentar
con el clavo. Servir la sopa fría o caliente con un poco de nata
líquida.

Patatas gratinadas a las finas hierbas

→ Receta económica, vegetariana

Sopa de maíz con gambas

→ Receta relámpago

Preparación: 30 minutos
En el horno: 45 minutos

2 patatas grandes para guisar
(200 g) | 1 manojo de finas hierbas
1 huevo
75 g de queso blanco desnatado
50 g de nata espesa | sal yodada
Pimienta | nuez moscada

Cada porción contiene:
349 kcal, 25 g de proteínas, 12 g de grasa,
32 g de hidratos de carbono, 5 g de fibra

1. Cocer las patatas durante 20 minutos.
Lavar las hierbas aromáticas, sacudirlas para
que escurran y picarlas bien. Separar la yema
de la clara, mezclar la yema con las hierbas, el
queso blanco y la nata, y condimentar con sal,
pimienta y nuez moscada. Montar la clara a
punto de nieve. Precalentar el horno a 180°.

2. Engrasar una fuente pequeña de horno.
Pelar las patatas y chafarlas con un tenedor.
Mezclar con la masa de queso e incorporar
la clara a punto de nieve. Verter en la fuente
y asar en el horno durante 45 minutos hasta
que se dore.

El consejo ideal

Si no encuentra hierbas frescas,
cómprelas congeladas.

Preparación: 15 minutos

200 g de maíz en conserva
1 manojo de cebolletas tiernas
1 diente de ajo
1 cucharadita de aceite de semillas
300 ml de caldo de verduras
1 pimiento morrón pequeño
50 g de gambas (peladas) | sal
yodada | pimienta | curry suave
1 cucharadita de *crème fraîche*

Cada porción contiene:
321 kcal, 21 g de proteínas, 11 g de grasa,
33 g de hidratos de carbono, 10 g de fibra

1. Dejar escurrir el maíz. Lavar las cebolletas
y cortar la parte de las raicillas. Pelar el diente
de ajo. Picar las cebolletas y el diente de ajo,
y rehogarlos en aceite caliente. Incorporar el
caldo.

2. Incorporar el maíz al caldo y dejar hacerse
a fuego lento durante 5 minutos. Partir el
pimiento por la mitad y quitar el pedúnculo,
las pepitas y las partes blancas. Lavarlo y cortarlo en dados.

3. Hacer un puré con dos tercios de la sopa.
Incorporar el puré con los daditos de pimiento
y las gambas al resto de la sopa, llevar a ebullición y dejar cocer otros 5 minutos a fuego
lento. Condimentar con sal, pimienta y curry.
Servir con *crème fraîche*.

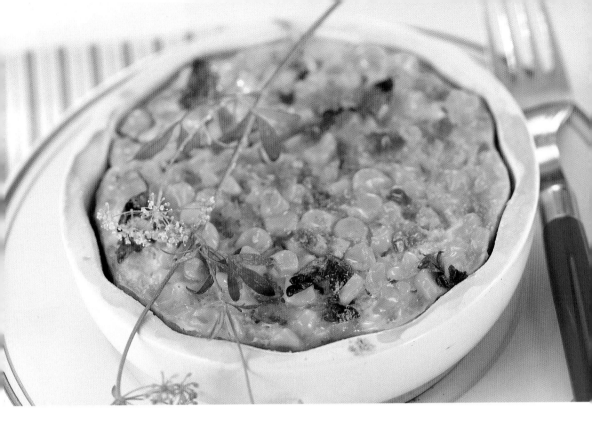

Pastel de maíz y tomate

→ Receta apta para la oficina, económica, vegetariana

Preparación: 20 minutos
En el horno: 30 minutos

200 g de maíz en conserva
2 tomates grandes
1 cebolla grande
1 cucharadita de aceite de oliva
4 ramitas de perejil
1 huevo
Sal yodada
Pimienta | curry
Además: grasa para untar el molde

1. Dejar escurrir el maíz. Hacer una incisión en forma de cruz en la parte de abajo de los tomates, escaldarlos brevemente en agua hirviendo, pelarlos y cortarlos en trozos pequeños. Pelar la cebolla, picarla fina y rehogarla en el aceite de oliva caliente. Añadir los tomates y dejar desleírse.

2. Precalentar el horno a 180°. Lavar el perejil, escurrirlo hasta que esté seco y picar las hojas. Incorporar el huevo con el perejil y el maíz a la mezcla de tomate y cebolla. Condimentar generosamente con sal, pimienta y curry.

3. Engrasar un molde pequeño y rellenar con la masa de tomate y maíz. Asar en el horno durante 30 minutos.

Cada porción contiene:
339 kcal, 17 g de proteínas, 15 g de grasa,
34 g de hidratos de carbono, 8 g de fibra

Sinopsis

El método del semáforo

→ Recetas verdes: con estas recetas se alimentará con pocas grasas y pocos hidratos de carbono, con lo que reprogramará su metabolismo para adelgazar. Ideales para todos los que quieran perder kilos de forma consecuente y efectiva.

→ Recetas amarillas: con estas recetas también puede comer patatas, arroz y pasta de vez en cuando. La grasa, sin embargo, sigue siendo poca. De este modo no engordará, sino que mantendrá su peso. Cuando quiera ser un poco menos estricto, como complemento a las recetas verdes, intercale de vez en cuando una receta amarilla.

→ Recetas rojas: contienen los suficientes hidratos de carbono de absorción rápida como para que el nivel de insulina aumente rápidamente, lo cual da la oportunidad a las células adiposas de prepararse para almacenar. No obstante, estas recetas contienen poca grasa. Para no poner en peligro el éxito de la dieta, haga uso de estas recetas sólo de forma esporádica. Si usted quema muchos hidratos de carbono gracias al deporte y el ejercicio físico, puede elegir las recetas rojas.

¿Y después de la dieta?

→ Aliméntese de recetas amarillas y modifíquelas. Siga evitando el exceso de grasas y de hidratos de carbono con un alto IG.

→ Procure comer cinco porciones de fruta y verdura al día. Así se mantendrá delgado y sano.

→ Haga de vez en cuando alguna excepción y coma, si quiere, algunas gominolas o chocolate. Pero sin olvidarse de todos los buenos principios alimentarios.

Plan dietético

Si usted prefiere los planes dietéticos programados, puede seguir el del interior de las tapas del libro. Por lo demás, puede escoger cada día los platos que quiera comer del capítulo de recetas.

Tome cada día un tentempié de fruta (excepto plátano) o de verdura cruda y uno a base de yogur o queso blanco desnatados con frutos secos o semillas. También después de la dieta.

Bebidas

Beba como mínimo 1,5 litros al día en forma de agua, zumos o infusiones:

→ El agua mineral rica en calcio resulta ideal para la dieta.

→ Para quitar la sed, especialmente después de hacer deporte, nada mejor que un zumo de fruta rebajado con agua en proporción de 1:2. Prescinda de bebidas azucaradas.

→ Las infusiones, mezcladas con zumos, resultan especialmente refrescantes.

→ El té negro y el café estimulan al riñón a evacuar líquido, por lo que no cuentan dentro de los 1,5 litros de líquido a beber al día.

La mayoría de los restaurantes y los comedores de empresa un poco buenos ofrecen ensaladas adecuadas para la dieta ideal. Entre los platos calientes puede elegir carnes magras como el solomillo. Acompáñelo con mucha verdura y poco arroz, patatas o pasta. ¿Y qué tal una macedonia de frutas de postre?

Tres importantes consejos dietéticos ideales

→ Mantenga el IG bajo mediante una adecuada combinación de alimentos: p.ej., una pequeña porción de patatas o arroz con mucha ensalada o verdura. De este modo los hidratos de carbono se absorben más lentamente y la sensación de saciedad aumenta gracias al mayor volumen de alimentos.

→ Economice grasas superfluas: la mantequilla y la margarina para untar se pueden sustituir perfectamente por tomate frotado o queso fresco (5% M.G.) y en las sartenes antiadherentes pueden cocinarse los alimentos casi sin grasa. Tenga cuidado con las grasas ocultas en el fiambre, embutido, queso y dulces. Coma, por tanto, pocas cantidades de los mismos.

→ Ninguna comida sin energizantes y saciantes: la fruta, la verdura, las legumbres y los productos integrales aportan muchas sustancias activas que mantienen en forma. Al mismo tiempo contienen fibra que llena sin engordar.

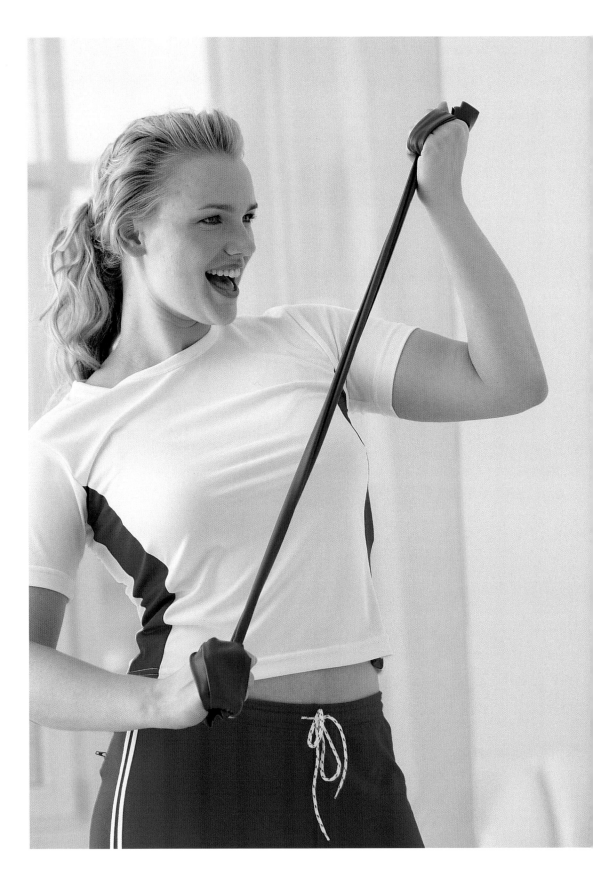

Póngales alas a los kilos de más

Aumentar el ejercicio físico tiene la ventaja de permitir soltar un poco el freno de las calorías. Tal vez esto por sí solo constituya motivación suficiente para que haga más ejercicio. Aunque la mayor recompensa consiste en la mejor forma física, el mayor bienestar y en el sentirse más a gusto con su propio cuerpo.

Organismo en forma haciendo ejercicio

Ponga en marcha los hornos de combustión de calorías con actividad física diaria: será la chispa de ignición para las células adiposas.

«Ejercicio y dieta para llegar a la meta» Haga suya esta máxima, ya que sólo es posible mantenerse delgado a largo plazo mediante una doble estrategia basada en una alimentación equilibrada y en el aumento de ejercicio físico. Gracias a nuestros músculos disponemos de un sistema altamente eficaz de combustión de grasas. Lo único que tenemos que hacer es activar el horno y utilizarlo regularmente. El principal escollo es que pasamos la mayor parte del tiempo sentados con lo que apenas consumimos más energía de la necesaria para el metabolismo basal, es decir, la cantidad mínima de energía necesaria para conservar las funciones vegetativas

vitales en estado de reposo. Por tanto, de poco servirá una dieta con la cual reduzcamos la ingesta de calorías mediante recetas sencillas, si no aceleramos también su gasto aumentando el ejercicio físico.

Movilizar la grasa mediante el ejercicio

Si bien el organismo humano dispone de reservas de grasa para varias semanas, sólo puede almacenar la porción de hidratos de carbono necesaria para un día. Este hecho muestra la importancia del metabolismo de

Sugerencia
de Silke

Deporte y obesidad

Para adelgazar es importante hacer deporte, aunque con mi obesidad no es tan fácil. Cuando se tiene exceso de peso, el deporte no debe sobrecargar demasiado las articulaciones ni los huesos. Por eso yo salgo mucho a pasear y hago todas las semanas aeróbic acuático, lo cual es realmente efectivo. Además, no quiero adelgazar muy deprisa, pues tengo miedo de que la piel no pueda adaptarse bien a la nueva figura, y me quede colgando de forma poco estética.

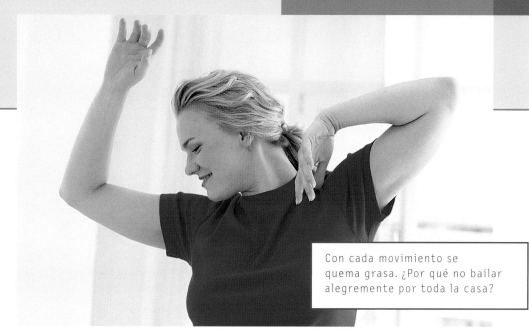

Con cada movimiento se quema grasa. ¿Por qué no bailar alegremente por toda la casa?

las grasas, el cual no se ve precisamente fomentado por actividades sedentarias ni por la grasa que ingerimos con la comida, a veces en grandes cantidades, que se traslada inmediatamente a los depósitos de grasa donde se acumula. Otro es el comportamiento cuando nos movemos y, además, nos alimentamos de forma adaptada a nuestra demanda calórica real. De este modo es posible alcanzar un equilibrio en la balanza incluso con una proporción algo mayor de grasa en la alimentación. Por ello, las personas deportivamente activas no tienen que estar contando los ojos de grasa de la sopa.

Para reducir el sobrepeso y mantenerse delgado a largo plazo, es imprescindible aumentar el ejercicio físico en conjunción con una dieta equilibrada. Si quiere mantener su figura, tendrá que

aumentar su actividad deportiva en el futuro. Desde el punto de vista de la salud y del peso, para las personas de hábitos sedentarios sería recomendable un aumento semanal del gasto calórico cifrado en 2000 kilocalorías. Esta cantidad puede alcanzarse entrenando entre tres y cuatro horas a la semana.

Cambio de hábitos

El día a día ofrece numerosas posibilidades para hacer ejercicio sin tener que ir a una cancha deportiva o a un gimnasio. Si se aprovecharan todas ellas, se podría incluso prescindir del deporte como medio para combatir el sedentarismo. Nada más despertarse ya se puede empezar: estirarse moviliza las articulaciones y ayuda a despabilarse. Cuando se lave los dientes póngase de vez en cuando de puntillas, con lo cual sus gemelos ya

157

habrán tenido su primera dosis de entrenamiento del día. En el consejo ideal de abajo hemos compilado el resto de estrategias que puede utilizar. Pronto notará que estos «pequeños» ejercicios le sientan bien y que la comodidad no conduce automáticamente a la felicidad. No obstante, el deporte a modo de compensación constituye para muchos

un medio adecuado contra el sedentarismo, especialmente para aquellas personas que no quieran prescindir de escaleras mecánicas, ascensores o mandos a distancia. Además, estas actividades conllevan todavía otra ventaja. Además de las 200 kilocalorías adicionales que se pueden quemar, con su ayuda modificará poco a poco su patrón de

El consejo ideal

Movimiento en la vida diaria

→ Aproveche la pausa del mediodía para pasear al aire libre.

→ Si puede, escuche música mientras trabaja y lleve el ritmo con los pies.

→ Levántese y camine mientras habla por teléfono.

→ Si puede, cómprese un perro. Así saldrá por lo menos una vez al día a pasear.

→ Haga las compras pequeñas a pie o en bicicleta, con lo cual también ahorrará gasolina.

→ Prescinda del mando a distancia y levántese para cambiar de canal.

→ Utilice las escaleras en vez del ascensor o las escaleras mecánicas o, al menos, suba las escaleras mecánicas andando.

→ Cuando utilice el transporte público, bájese una parada antes y camine el resto.

→ Elija actividades vespertinas como ir al cine, al teatro, a bailar o a hacer deporte.

→ Trabaje regularmente en el jardín y en la casa (también puede ordenar el desván de vez en cuando).

→ Haga senderismo o bicicleta los fines de semana.

→ Tense los músculos al realizar todas las actividades, incluyendo andar, estar de pie o sentado. Preste atención a la postura.

ejercicio físico, aumentando su nivel básico de actividad física. Estos pequeños pasos pueden contribuir a combatir el principal mal que nos aqueja: la pereza. Aproveche el impulso. Para salir de la comodidad rutinaria se necesitan estímulos regulares, bien en forma de pequeños ejercicios diarios, bien realizando dos o tres veces por semana ejercicios de resistencia de mayor duración. Ideal sería hacer unos 30 minutos diarios de ejercicio físico; de ellos, 2 o 3 veces por semana ejercicios de resistencia, 2 veces ejercicios musculares y 1 o 2 veces de flexibilidad. Ésta debería ser nuestra meta. Y otra cosa más: no sólo a la hora de comer es importante la cantidad, pues si empieza demasiado fuerte y abandona frustrado en seguida el programa de entrenamiento, no llegará a poder perder kilos mediante el ejercicio.

Mejorar la figura mejorando el metabolismo

Es indiscutible que los ejercicios de resistencia tienen un efecto positivo tanto sobre el sistema cardiovascular como sobre el metabolismo de las grasas, los hidratos de carbono y la insulina. Más recientes, en cambio, son los enfoques que consideran los ejercicios musculares como complemento ideal a la dieta. Y es que el mejor sistema de combustión de grasas sirve de poco si no se cuenta con músculos lo suficientemente desarrollados. Los músculos, en su calidad

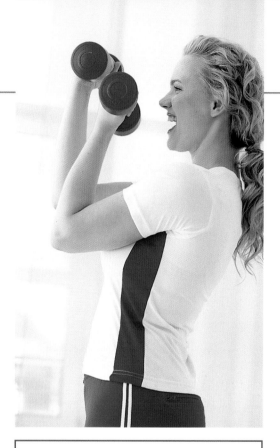

Interrumpa de vez en cuando su trabajo sentado a la mesa y entrene también los brazos.

de sustancia orgánica activa, contribuyen al mismo tiempo a elevar el metabolismo basal. El tejido adiposo, por el contrario, presenta una actividad metabólica mucho menor. Otro punto a tener en cuenta es la pérdida de masa muscular como consecuencia de dietas rigurosas, la cual hay que compensar, pues sólo en los músculos se queman grasas. Mientras menor sea la masa muscular, más difícil será adelgazar y con

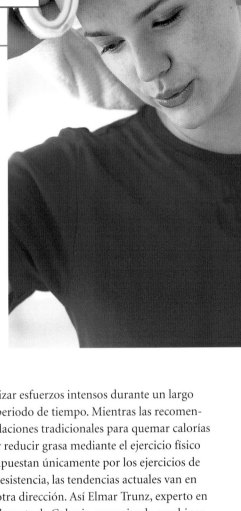

La recompensa del sudor: los kilos se esfuman. Pero sólo los que perseveran notarán el éxito.

más facilidad volverá a engordar al terminar la dieta. De ahí el efecto yoyó.

A la hora de modelar el cuerpo mediante ejercicios sencillos de fortalecimiento como los que les presentamos a partir de la página 167, hay que tener en cuenta que es posible que un aumento de peso debido al aumento de masa muscular oculte transitoriamente la disminución de grasa (resultado del adelgazamiento) en la balanza, ya que la grasa es más ligera que el músculo. No obstante, si se mira en el espejo, podrá constatar que efectivamente está más delgado, con lo que se dará cuenta de que no es sólo la báscula lo que cuenta.

La postcombustión como ventaja adicional

Este tema se encuentra actualmente en el candelero de las discusiones entre los estudiosos del deporte. El enfoque de la postcombustión propugna que no sólo durante el ejercicio se adelgaza, sino también después. Ello se explica por el hecho de que el metabolismo basal se mantiene a un nivel más elevado después de realizar una sesión intensa de ejercicios (musculares) de modo que la grasa se sigue quemando. Para ello, no obstante, han de crearse las condiciones metabólicas previas necesarias mediante el entrenamiento. Ello implica que sólo los deportistas bien entrenados podrán sacar los mayores beneficios al ser capaces de realizar esfuerzos intensos durante un largo periodo de tiempo. Mientras las recomendaciones tradicionales para quemar calorías y reducir grasa mediante el ejercicio físico apuestan únicamente por los ejercicios de resistencia, las tendencias actuales van en otra dirección. Así Elmar Trunz, experto en deporte de Colonia, recomienda combinar ejercicios musculares y de resistencia repartido a lo largo de la semana para aprovechar de forma óptima su efecto sobre el consumo de energía, el mantenimiento o el aumento de masa muscular y la disminución de grasa. Otro punto importante a tener en cuenta es que los deportistas de resistencia queman bastante más grasa con esfuerzos pequeños que las personas con escasa forma física. Por el contrario, los principiantes queman sobre todo hidratos de carbono. Es decir, que mientras mejor sea la forma física, tanta más grasa se quemará. También la idea de que la grasa sólo se quema a intensidades bajas de ejercicio es sólo parcialmente correcta. Si bien a un ritmo lento la cuota porcentual (relativa) de combustión de grasas es mayor que en los esfuerzos intensos, visto globalmente, al aumentar la intensidad aumenta también la energía necesaria se quema más grasa (en términos absolutos). Por lo tanto, no se fije unos objetivos demasiado elevados en cuestiones de cantidad ni de intensidad. Mejore sobre todo su resistencia, ya que sólo cuando los músculos se mueven durante el tiempo suficiente queman las suficientes calorías y, con ello, grasa. Los mejores deportes son el footing, la natación, la bicicleta y la marcha.

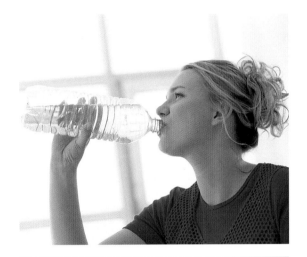

No olvide beber cuando haga deporte, ya que el agua le mantendrá en forma. Dos litros largos al día deberían ser la norma.

Sugerencia
de Iris

Piel tersa gracias al deporte

Yo hacía mucho footing gracias a lo cual adelgazaba regularmente. A pesar de haber perdido muchos kilos, mi piel se mantuvo tersa. Probablemente porque gracias al footing aumentó mi masa muscular y el riego sanguíneo de la piel era siempre bueno. Además, me pongo crema regularmente.

Piel tersa a pesar de la dieta

Es el miedo de muchas personas
a dieta: que a pesar del deporte la piel
se arrugue al adelgazar.

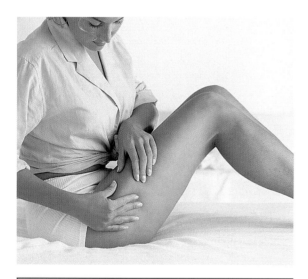

La prueba del pellizco lo demuestra: el ejercicio también previene la celulitis.

Cuando al adelgazar desaparecen células adiposas, a menudo la piel no puede adaptarse a la nueva situación con la misma velocidad, con lo que queda colgando como si se hubiera dado de sí. Cuando la obesidad es muy pronunciada y la dieta de adelgazamiento muy estricta, la piel no tiene tiempo para adaptarse al nuevo volumen con lo que en algunos casos poco frecuentes se produce flacidez cutánea abdominal, es decir, piel poco estética que cuelga del abdomen. Las siguientes cinco estrategias le ayudarán a mantener su piel tersa después de una dieta.

Cinco estrategias contra las arrugas

→ No adelgace con demasiada rapidez. Mientras más tiempo tenga la piel para adaptarse a la nueva situación, mejor.

→ Haga mucho deporte y ejercicios gimnásticos específicos. Prácticamente cada zona del cuerpo puede ejercitarse de forma específica, especialmente el abdomen, las piernas y los glúteos, de modo que donde antes flotaba la grasa ahora sean los músculos los que le den forma al cuerpo. Si nota que la piel pierde tersura en determinadas zonas, haga ejercicios para combatirlo. De este modo aumentará a la vez el consumo de calorías y el éxito de la dieta.

→ Cuide el tejido conjuntivo con ayuda de productos cosméticos modernos, ya que es el tejido conjuntivo el que mantiene tersa la piel. Las envolturas de algas, los productos a base de aloe y los cosméticos con hibisco y brusco o rusco pueden servir de ayuda en este sentido, aunque también los baños de sales tienen un efecto similar, al fortalecer el tejido conjuntivo para que se mantenga joven y alise la piel.

→ Fortalezca su tejido conjuntivo cepillándolo en seco con un guante de sisal o un cepillo de masaje, a ser posible por la mañana y por la noche. También los masajes de pellizcos dan buenos resultados. Se realizan cogiendo la piel entre el pulgar y el índice, levantándola y volviendo a soltarla. Para facilitar el tratamiento, unte primero la piel con preparados de sustancias que favorezcan la circulación (como el ginseng o el romero) o de efecto depurativo (algas).

→ Coma abundante fruta y verdura. Especialmente la vitamina C ayuda al tejido conjuntivo a crear redes estables y mantenerse así elástico. La dieta ideal le proporcionará una buena provisión de esta vitamina para la tersura de la piel gracias a su alto contenido en fruta y verdura. Según las teorías de médicos naturistas, una dieta pobre en ácidos y rica en bases refuerza el tejido conjuntivo, ya que un exceso de ácidos acabaría sedimentándose en el tejido conjuntivo, siendo la aparición de arrugas la consecuencia. También este problema podrá atajarlo perfectamente con la dieta ideal, ya que la mayoría de las variedades de fruta y verdura poseen un fuerte poder basificante.

Entrevista

Piel lacia al adelgazar

Pregunta: Tú has estado perdiendo muchos kilos desde hace años y ahora padeces flacidez cutánea abdominal. ¿Qué haces para combatirlo?

Irene: Durante mucho tiempo estuve haciendo abdominales para reforzar los músculos de la tripa y reafirmar así un poco la piel que la cubre. Desgraciadamente no fui muy perseverante. Ahora quiero intentarlo otra vez. He pensado incluso en operarme, el problema es que esa operación sólo la cubre el seguro si la piel que está debajo está infectada. Todavía espero que con el tiempo la piel vuelva por sí sola a su sitio.

Ejercicios de resistencia

La actividad deportiva regular
estimula el metabolismo al mismo tiempo
que ayuda a adelgazar

Mediante la combinación de ejercicios de resistencia y de fortalecimiento no sólo elevará la combustión de grasas, sino que reducirá también la pérdida de masa muscular, hecho que puede convertirse en problemático en el caso de dietas muy estrictas. Otra sugerencia: para aumentar la motivación, búsquese un compañero para el deporte de resistencia o únase a un grupo de marcha o de footing. Muchos clubes y otras organizaciones ofrecen tales grupos. Y también un perro como compañero de cuatro patas le ayudará a mantenerse en forma en sus actividades al aire libre.

> Pulso de entrenamiento =
> (FC máx.* − FC en reposo**) x Fesf.***
> + FC en reposo
>
> *   FC máx. (= frecuencia cardiaca máxima):
>   220 (hombres)/226 (mujeres) menos edad
> ** FC en reposo (= frecuencia cardiaca en
>   reposo): mídase manualmente o con un
>   pulsómetro en posición tumbada justo
>   después de despertarse
> *** Fesf. (=factor de esfuerzo) de 0,6 a 0,75:
>   0,6 : principiantes
>   0,7 : forma física media
>   0,75: buena forma física

Footing

Para conseguir quemar grasa de forma óptima, el footing, la natación, la bicicleta y la marcha –que protege además las articulaciones– son especialmente adecuados. Trate de encontrar 2 o 3 ratos a la semana en los que hacer deporte de forma regular. Cuando ya tenga algo de práctica podrá entrenar entre 45 y 90 minutos sin problemas.

Para comenzar a hacer footing

Si hace tiempo que no realiza ningún deporte de resistencia y es usted mayor de 35 años, hágase un chequeo médico antes de iniciar ningún programa deportivo. Se recomienda empezar con poco e ir aumentando paulatinamente. Puede orientarse por el programa que presentamos a la derecha, para al cabo de seis semanas poder correr media hora de forma relajada. Las sesiones de entrenamiento indicadas están pensadas para realizarlas tres veces por semana. Así, por ejemplo, puede hacer cada lunes la primera sesión, cada miércoles la segunda y cada sábado la tercera.
Antes de empezar a hacer footing realice un calentamiento andando relajadamente entre 7 y 10 minutos, y una vez que haya termina-

do la sesión, añada una fase de enfriamiento consistente en 5 minutos aflojando el paso paulatinamente y 5 minutos de estiramientos. Es importante que encuentre su propio ritmo a la hora de correr y de respirar. No se atenga a ningún precepto.

La frecuencia cardiaca al correr

Existen numerosas fórmulas para calcular el pulso ideal. La fórmula de Karvonen (a la izquierda) le puede servir de orientación para saber cuál debería ser su pulso durante

el footing. Cada persona (al igual que su ritmo cardiaco) es única. Por ello, las franjas de frecuencia cardiaca pueden variar bastante. Dado que para los principiantes es difícil medir la frecuencia cardiaca a través del pulso, se recomienda comprarse un pulsómetro.

Controlar el esfuerzo

Mediante la realización de una espiro-ergometría por parte de un especialista en medicina deportiva puede determinarse

→ 1ª semana:
1ª sesión de entrenamiento:
8 x 2 min. correr, 1 min. descanso
2ª sesión de entrenamiento:
6 x 3 min. correr, 1 min. descanso
3ª sesión de entrenamiento:
5 x 4 min. correr, aprox. 1,5 min. descanso

→ 2ª semana:
1ª sesión de entrenamiento:
5 x 4 min. correr, 1 min. descanso
2ª sesión de entrenamiento:
6 x 4 min. correr, 1 min. descanso
3ª sesión de entrenamiento:
5 x 5 min. correr, aprox. 1,5 min. descanso

→ 3ª semana:
1ª sesión de entrenamiento:
5 x 5 min. correr, 1 min. descanso
2ª sesión de entrenamiento:
6 x 5 min. correr, 1 min. descanso
3ª sesión de entrenamiento:
5 x 6 min. correr, aprox. 1,5 min. descanso

→ 4ª semana:
1ª sesión de entrenamiento:
5 x 6 min. correr, 1 min. descanso
2ª sesión de entrenamiento:
4 x 7 min. correr, 1 min. descanso
3ª sesión de entrenamiento:
3 x 9 min. correr, 1 min. descanso

→ 5ª semana:
1ª sesión de entrenamiento:
3 x 10 min. correr, 1 min. descanso
2ª sesión de entrenamiento:
2 x 13 min. correr, 2 min. descanso
3ª sesión de entrenamiento:
2 x 15 min. correr, 2 min. descanso

→ 6ª semana:
1ª sesión de entrenamiento:
2 x 15 min. correr, 1 min. descanso
2ª sesión de entrenamiento:
2 x 15 min. correr, 1 min. descanso
3ª sesión de entrenamiento:
1 x 30 min. correr

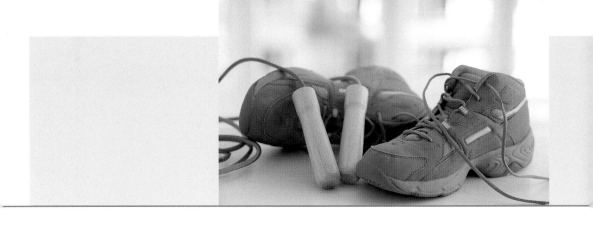

la franja óptima para la combustión de grasas. Aunque también puede controlar el esfuerzo con ayuda de la escala de la «percepción subjetiva durante el esfuerzo» (véase cuadro abajo). De esta manera la

Nivel	Percepción del esfuerzo
1–2	muy leve
3–4	leve
5–6	medio
7–8	intenso
9–10	muy intenso

probabilidad es alta de que se sitúe en el ámbito de la combustión de grasas. Los principiantes deberían verse reflejados en los niveles 3–6, las personas en buena forma en los niveles 5–6, mientras los niveles 7–8 están reservados para los deportistas de competición.

Marcha

La marcha es un deporte suave, pero muy efectivo y que protege las articulaciones. Resulta especialmente adecuada como deporte inicial para personas con poca forma física, mayores y con sobrepeso.

Para comenzar a hacer marcha

Trate de encontrar 2 o 3 ratos a la semana en los que hacer deporte de forma regular. Al cabo de algún tiempo, las sesiones deberían durar entre 45 y 60 minutos. Recomendamos que los principiantes se guíen por el programa de la derecha. Cada sesión de entrenamiento es equivalente a la cantidad a realizar en un día. Ejemplo: de la primera a la cuarta semana usted entrena los lunes entre 20 y 30 minutos, y los jueves entre 25 y 30. Es importante que controle la frecuencia cardiaca (FC) y que no supere el valor indicado.

10 principios básicos para la marcha

→ Empezar a andar despacio
→ Mantener las rodillas ligeramente flexionadas
→ Bascular sobre todo el talón
→ Respirar con normalidad
→ Mantener los hombros abajo
→ Sacar pecho, posición erguida
→ Llevar los brazos flexionados en ángulo de 90° y bracear al compás
→ Lleve las palmas de las manos hacia arriba; esto le ayudará a marchar erguido
→ Bracee en diagonal, es decir, brazo derecho y pie izquierdo hacia delante, luego brazo izquierdo y pie derecho
→ Marche a un ritmo con el que se sienta cómodo y que le permita mantener una conversación.

→ Semanas 1–4
1ª sesión de entrenamiento:
20–30 min., FC máx. x Fesf.**
2ª sesión de entrenamiento:
25–30 min., FC máx. x Fesf.*

→ Semanas 5–8
1ª sesión de entrenamiento:
35–40 min., FC máx. x Fesf.*
2ª sesión de entrenamiento:
40–45 min., FC máx. x Fesf.*

→ A partir de la semana 9
**Aumentos individuales hasta 60 min.
FC máx. x Fesf.***

Fesf.*: factor de esfuerzo en función de la
forma física (véase recuadro pág. 164)

Ejercicios de fortale-
cimiento y elasticidad

En las páginas que siguen le presentamos un
programa con el que no sólo podrá conseguir la figura deseada, sino también mante-
nerla, siempre y cuando sea perseverante, es
decir, si hace los ejercicios de fortalecimiento y elasticidad entre 3 y 4 veces por semana.
Incluya ejercicios musculares dos veces por
semana para fortalecer los músculos de forma complementaria al programa de resistencia. No es necesario que haga el máximo
de repeticiones, sino que es suficiente que se
quede en el nivel medio de esfuerzo.

Sobre los ejercicios

→ Haga siempre ejercicios de calentamiento antes de iniciar el entrenamiento (ya sea de resistencia, de fortalecimiento o de flexibilidad), p.ej.
mediante marcha estática o bicicleta.

→ Siga respirando normalmente durante los ejercicios, evitando la respiración
forzada.

→ Realice los ejercicios a un ritmo pau-
sado y correctamente. En los ejercicios
de flexibilidad vaya hasta el límite de
estiramiento, es decir, cuando note una
ligera tensión.

→ Realice los ejercicios sobre una
superficie mullida, bien sobre una colchoneta de gimnasia, bien sobre una
alfombra blanda.

→ Los principiantes harán tantas repeticiones como puedan hasta un máximo
de 20.

→ Mantenga la posición de estiramiento durante unos 20 segundos. En función de la percepción subjetiva, puede
repetir el estiramiento.

Ejercicios musculares

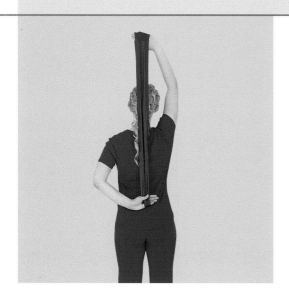

Ejercicio 1
→ Tríceps

1. Para realizar este ejercicio necesita una cinta elástica. Colóquese de pie con las piernas abiertas haciendo línea con la cadera, la espalda recta, el abdomen tensado y la barbilla hacia atrás, sacando un poco de papada. Tense ligeramente la cinta con las manos detrás de la espalda. La mano izquierda estará relajada a la altura de la cadera y el antebrazo derecho encima de la cabeza.

2. Estirar el brazo derecho hacia arriba venciendo la resistencia de la cinta, tensar el tríceps (parte posterior del brazo) y volver lentamente a la posición inicial.

3. Cambiar de brazo.

Ejercicio 2
→ Espalda

1. Colóquese de pie con el pie derecho adelantado. Inclinar el tronco hacia delante hasta que la pierna de atrás, la espalda y la cabeza formen una línea. Ponga las manos a los lados de la cabeza con los pulgares sobre las sienes. Tire ligeramente hacia atrás con los codos.

2. Gire el tronco lentamente hacia adelante. La cabeza gira con el tronco.

3. Vuelva a la posición inicial. Intercambie la posición de las piernas y gire hacia la izquierda. En cuanto inicie el movimiento, espire y tense el abdomen.

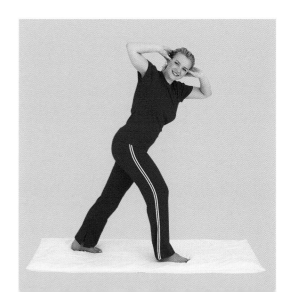

Ejercicio 3

→ Parte anterior y posterior del muslo, glúteos

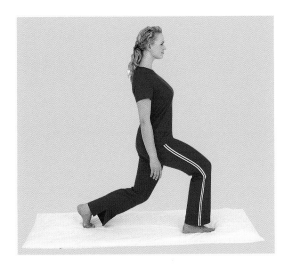

1. Colóquese de pie con un pie bastante adelantado (paso largo) y bascule de modo que la pierna adelantada quede en posición vertical entre la rodilla y el tobillo. El pie de atrás se apoya en las puntas y las puntas de ambos pies miran hacia delante. El tronco se mantiene erguido.

2. Imagínese que un peso tira de la cadera hacia abajo. Bascule alternativamente hacia arriba y hacia abajo.

3. Repita el ejercicio cambiando de pierna.

Ejercicios 1–3:

→ Repeticiones para principiantes:
Ejercicios 1 y 3: 5 – 20 por serie
Ejercicio 2: 10 a cada lado
Series para principiantes
1–3
Descansos para principiantes
según cómo se sienta,
entre 1 y 3 minutos

→ Repeticiones para avanzados:
15–20 por serie
Series avanzados
3–5
Descansos para avanzados
según cómo se sienta,
entre 1 y 3 minutos

Variante

→ Haga una pequeña pausa al subir y bajar.

→ Manténgase en la posición inferior y bascule desde ahí unos cuantos centímetros hacia arriba y hacia abajo.

Ejercicio 4

→ Músculos abdominales rectos

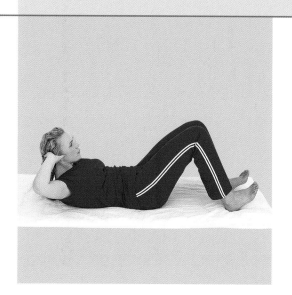

1. Túmbese boca arriba con las piernas flexionadas. Coloque las manos en la cabeza a la altura de las orejas. Imagínese que está empujando el ombligo hacia la columna vertebral. Siga respirando.

2. Levante la cabeza y los hombros del suelo (sin hacer un ovillo, es decir, mantenga la nuca erguida).

3. Tire hacia arriba en dirección al techo con los músculos del abdomen. No vuelva a apoyar la cabeza ni los hombros en las pausas entre las repeticiones. Espire al subir.

Ejercicio 5

→ Músculos abdominales oblicuos

1. Túmbese boca arriba con las piernas flexionadas. Flexione un brazo con la mano detrás de la oreja; el otro brazo estirado lateralmente sobre el suelo. Tense los músculos como se describe en el ejercicio 4.

2. Levante la cabeza y el omóplato del brazo flexionado del suelo, mientras el tronco se eleva en diagonal en dirección a la rodilla. No vuelva a apoyar la cabeza ni los hombros en las pausas entre las repeticiones.

3. Cambie de lado.

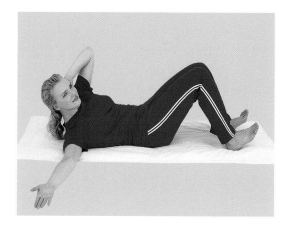

Programa de
fortalecimiento

3

Ejercicio 6

→ Parte posterior del muslo, glúteos y espalda

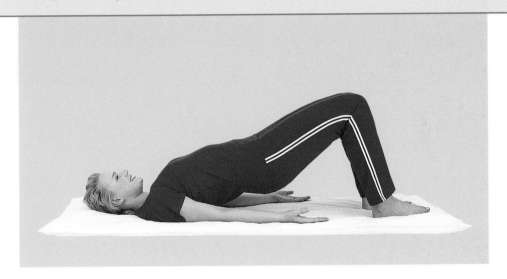

Ejercicios 4–6

→ Repeticiones para principiantes por serie
tantas como pueda, hasta un máximo de 20
Series para principiantes
1–3
Descansos para principiantes
según cómo se sienta,
entre 2 y 3 minutos

→ Repeticiones para avanzados por serie
15–20
Series para avanzados
3–5
Descansos para avanzados
según cómo se sienta,
entre 1 y 3 minutos

Después del ejercicio 5: en el descanso
estire las piernas con los brazos estirados
detrás de la cabeza. Inspire aire profunda-
mente hasta el abdomen (la tripa se eleva).

1. Túmbese boca arriba y tense los músculos
de la espalda, el abdomen y los glúteos.

2. Eleve la cadera con ayuda de la tensión
creada hasta que el tronco y los muslos formen una línea. Aumente la tensión de los glúteos, inspire y vuelva a bajar sin llegar a apoyar la cadera.

3. Subir y bajar cadera.

Variante

Quédese en la posición final y estire
una pierna. Los muslos permanecen
paralelos y el pie mira hacia arriba. Trate de mantener la cadera recta y de que
los glúteos se mantengan a la altura
alcanzada.

Ejercicio 7

→ Aductores del muslo, musculatura de la espalda

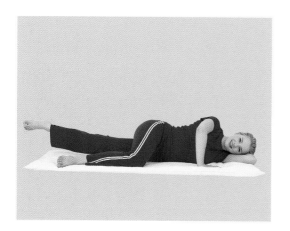

1. Túmbese sobre el lado izquierdo con la cabeza apoyada sobre el brazo de abajo. Apóyese con el otro brazo por delante del pecho. La pierna de arriba se encuentra flexionada delante del cuerpo y la de abajo extendida como una prolongación de la espalda.

2. Deje relajado el pie izquierdo. Suba y baje alternativamente la pierna de abajo, sin llegar a apoyarla en el suelo. Mantenga el cuerpo en tensión durante todo el ejercicio.

3. Cambie de lado.

Ejercicio 8

→ Abductores del muslo, glúteos

1. Túmbese sobre el lado izquierdo. La pierna de abajo se encuentra flexionada, la de arriba extendida como una prolongación de la espalda. La cabeza se encuentra apoyada sobre el brazo flexionado; utilice el otro brazo como apoyo colocándolo delante del pecho.

2. Suba y baje la pierna de arriba con el pie relajado y la punta mirando hacia abajo. Mueva el talón en dirección al techo. Si se ejecuta correctamente, la pierna no puede subir mucho. La cadera no debe tambalearse.

3. Cambie de lado.

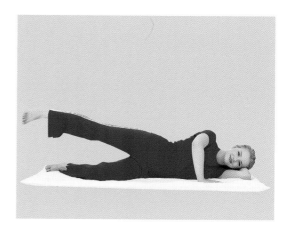

Ejercicio 9

→ Glúteos, musculatura posterior del muslo,
parte inferior de la espalda

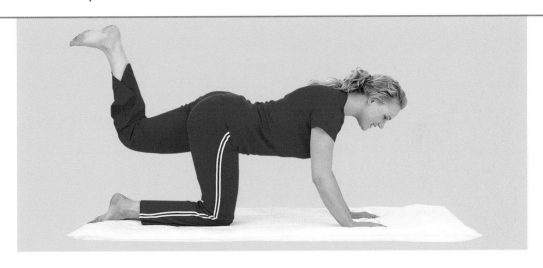

Ejercicios 7–9

→ Repeticiones para principiantes por serie
tantas como pueda, hasta un máximo de 20
Series para principiantes
1–3
Descansos para principiantes
Ejercicios 7 y 8: sin descanso al cambiar
de pierna
Ejercicio 9: sólo un pequeño descanso
al cambiar de pierna

→ Repeticiones para avanzados por serie
15–20
Series para avanzados
3–5
Descansos para avanzados
Ejercicios 7 y 8: sin descanso
al cambiar de pierna
Ejercicio 9: sólo un pequeño descanso
al cambiar de pierna

1. Colóquese a cuatro patas con los brazos extendidos. Asegúrese de mantener la espalda y la cadera rectas durante todo el ejercicio. Tense los glúteos, los músculos abdominales y los de la pelvis.

2. Flexione una pierna en dirección al techo con la punta del pie mirando hacia atrás. Suba y baje el muslo unos pocos centímetros.

3. Repita el ejercicio cambiando de pierna.

Variante

Los avanzados pueden ejecutar el ejercicio tumbados boca abajo. Asegúrese de que la cadera se mantenga pegada al suelo durante todo el ejercicio.

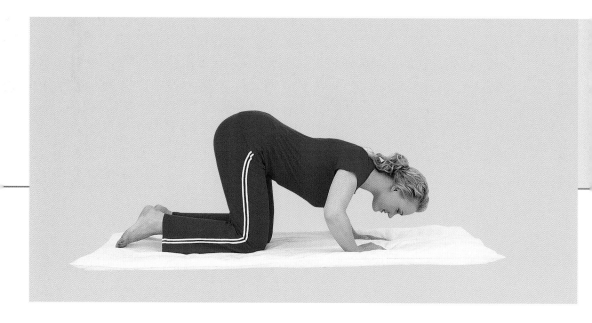

Ejercicio 10

→ Pectorales, musculatura anterior del hombro, tríceps

→ Repeticiones para principiantes por serie
tantas como pueda, hasta un máximo de 15
Series para principiantes
1–2
Descansos para principiantes
según cómo se sienta,
entre 2 y 3 minutos

→ Repeticiones para avanzados por serie
10–15
Series para avanzados
3
Descansos para avanzados
según cómo se sienta,
entre 1 y 3 minutos

1. Colóquese a cuatro patas con el tronco y las nalgas formando una línea recta. Los brazos están apoyados haciendo línea con los hombros. Las puntas de los dedos miran hacia delante o ligeramente hacia dentro.

2. Suba y baje alternativamente el tronco. Asegúrese de que la columna vertebral no se doble hacia abajo; mantenga la tensión en la espalda y el abdomen durante todo el ejercicio.

Variante

→ Mantenga el tronco un poco de tiempo abajo y vuelva a elevarlo.

→ Ejecute el ejercicio tumbado con los brazos apoyados y las piernas cruzadas con el punto de apoyo por encima de la rodilla. Las personas con buena forma física pueden intentar dejar las piernas estiradas durante el ejercicio.

Ejercicio 11

→ Músculos abdominales inferiores

→ Tiempo de mantenimiento de la posición
para principiantes por serie
10–20 segundos
Series para principiantes
1–3
Descansos para principiantes
según cómo se sienta, aprox. 1 minuto

→ Tiempo de mantenimiento de la posición
para avanzados por seriez
20–25 segundos
Series para avanzados
3–5
Descansos para avanzados
según cómo se sienta, aprox. 1 minuto

1. Colóquese a cuatro patas con el tronco
descansando sobre los antebrazos y los
codos justo debajo de los hombros. Tense el
abdomen, la espalda y los glúteos.

2. Levante las rodillas unos centímetros del
suelo con ayuda de la tensión y mantenga la
posición.
Muy importante: siga respirando normalmente mientras mantiene la posición.

Variante

→ Mantenga las rodillas arriba y suba y
bájelas unos pocos centímetros.

→ Los avanzados pueden apoyarse en
las manos.

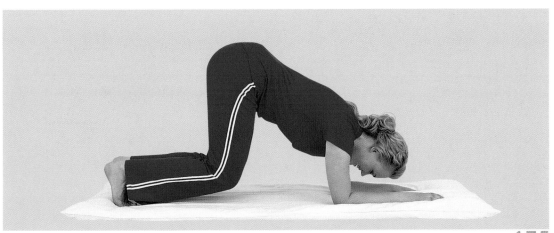

175

Programa de estiramientos

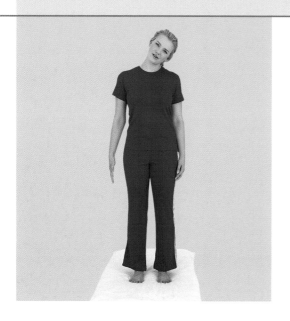

Ejercicio 1
→ Musculatura del cuello

1. Colóquese de pie con los pies abiertos en línea con la cadera y las rodillas ligeramente flexionadas.

2. Mueva la cabeza hacia el hombro manteniendo los hombros rectos. Deje los brazos relajados colgando al lado del cuerpo. Como refuerzo puede tirar con la mano flexionada del brazo contrario hacia el suelo.

3. Estire ahora el cuello en la otra dirección.

Ejercicio 2
→ Pectorales

1. Colóquese de pie con los pies abiertos en línea con la cadera y las rodillas ligeramente flexionadas.

2. Extienda los brazos lateralmente y flexione los antebrazos hacia arriba. Tire entonces de los brazos hacia atrás con las palmas de las manos mirando hacia la cabeza y los pulgares hacia atrás. Mantenga la posición erguida durante todo el estiramiento.

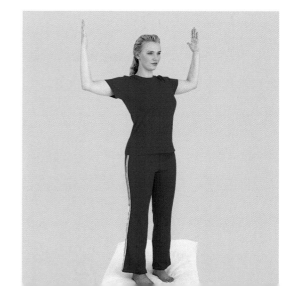

Ejercicio 3

→ Musculatura del hombro

1. Colóquese de pie con los pies abiertos en línea con la cadera y las rodillas ligeramente flexionadas.

2. Cruce las manos detrás de la espalda y tire de ellas con cuidado y con los brazos estirados, alejándolas del cuerpo. Mantenga la posición de estiramiento.
Importante: asegúrese de mantener el cuerpo erguido.

Variante

→ Este ejercicio puede ejecutarse también en posición sentada, por ejemplo en la oficina. Siéntese en el borde de la silla asegurándose de mantener la espalda recta. Saque pecho.

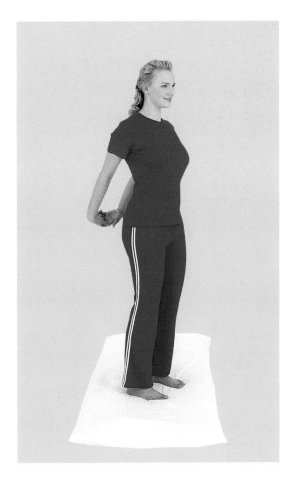

Ejercicio 4

→ Tríceps

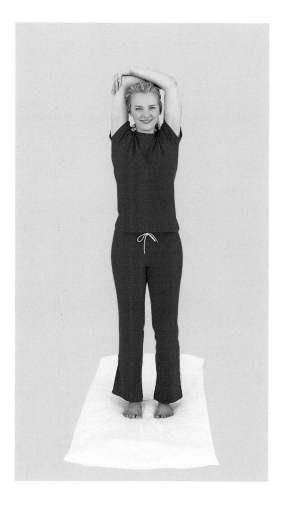

1. Colóquese de pie con los pies abiertos en línea con la cadera y las rodillas ligeramente flexionadas. Extienda los brazos hacia arriba paralelos a la cabeza.

2. Agarre ahora con la mano izquierda el codo derecho tirando del brazo flexionado por detrás de la cabeza. La mano derecha se encuentra entre los omóplatos.

3. Repita el ejercicio cambiando de brazo.

El consejo ideal

Ejecute los estiramientos tan a menudo como sea posible. Si bien según los últimos hallazgos, los estiramientos no protegen frente a las agujetas, sí aumentan la movilidad y mejoran la percepción del propio cuerpo. Así los ejercicios le ayudarán a mantener una posición erguida.

Ejercicio 5

→ Gemelos

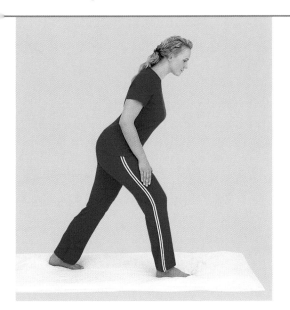

1. Colóquese de pie y dé un paso hacia delante con el pie derecho. Los dos pies miran hacia adelante. Ahora apoye las manos en el muslo derecho con los pulgares mirando hacia dentro.

2. Eche el peso hacia delante hasta que note tensión de estiramiento en el gemelo izquierdo. Asegúrese de que la rodilla derecha se mantenga en posición vertical con respecto al tobillo, y que el talón izquierdo esté siempre en contacto con el suelo.

3. Ejecute ahora el ejercicio cambiando de pierna.

Ejercicio 6

→ Musculatura posterior del muslo

1. Dé un paso hacia delante, apoyando el peso sobre la pierna de atrás. El pie de delante se apoya en el talón, y las rodillas están ligeramente flexionadas. Apoye las manos sobre los muslos con los pulgares mirando hacia dentro.

2. Inclínese flexionando la cadera y manteniendo el tronco recto. Intente desplazar a la vez las nalgas hacia atrás y algo hacia arriba, para aumentar el efecto del estiramiento.

3. Ejecute ahora el ejercicio cambiando de pierna.

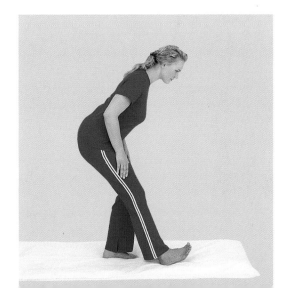

Ejercicio 7

→ Flexores de la cadera

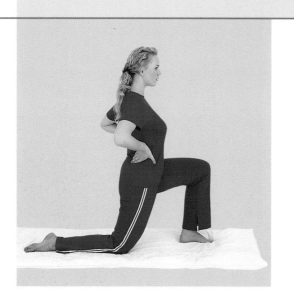

1. Colóquese de rodillas, deje apoyada una pierna en el suelo y flexione la otra hacia delante con el pie apoyado en el suelo.

2. Eche la cadera hacia delante para estirar. Atención: mantenga la pierna y el muslo de delante en ángulo de 90°. El tronco se mantiene erguido. Apóyese lateralmente con las manos.

3. Ejecute ahora el ejercicio cambiando de pierna.

Ejercicio 8

→ Glúteos

1. Túmbese boca arriba con las piernas estiradas hacia arriba. Cruce la pierna derecha sobre la izquierda de modo que la rodilla derecha se encuentre sobre el muslo izquierdo.

2. Flexione la pierna izquierda y tire de ella hacia sí.

Variante

En vez de flexionar la pierna de abajo, déjela extendida y tire de ella hacia sí.

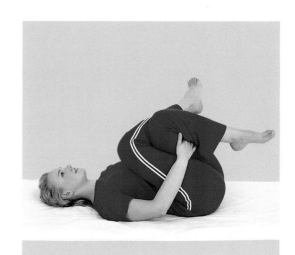

Ejercicio 9

→ Aductores de la pierna

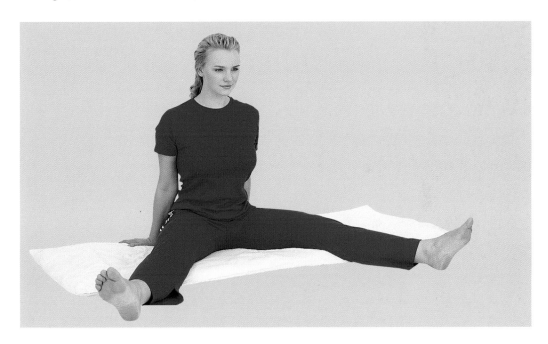

Variante

Apoye sólo las puntas de los dedos en el suelo durante el ejercicio. De este modo aumenta el efecto del estiramiento en los muslos.

1. Siéntese en la colchoneta con las piernas abiertas y extendidas. Enderezca el tronco a partir de la pelvis. Los brazos se encuentran apoyados en la colchoneta detrás del tronco.

2. Incline lentamente el tronco, manteniéndolo recto hacia adelante, hasta que sienta tensión en los muslos.

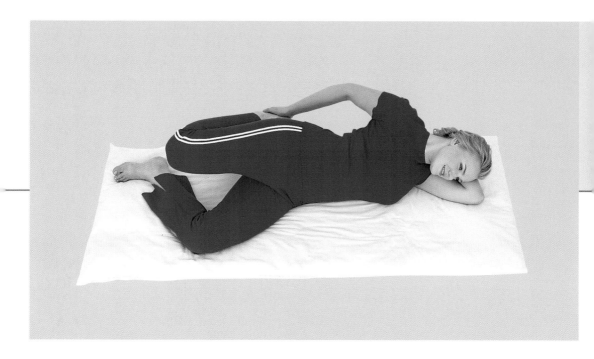

Ejercicio 10

→ Musculatura anterior del muslo

1. Túmbese sobre el lado izquierdo apoyando la cabeza sobre el brazo de abajo flexionado. Flexione la pierna izquierda para estabilizar la postura.

2. Agarre el tobillo derecho con la mano derecha y tire de él con precaución hacia las nalgas. El pie no debe llegar a rozar las nalgas (tenga precaución si tiene problemas de rodilla). Para reforzar el estiramiento, puede tensar también los abdominales y los glúteos. Mantenga el tronco recto mientras esté tumbado.

3. Repita el ejercicio tumbándose sobre el lado derecho.

Variante

→ También puede realizar este estiramiento boca abajo. Flexione la pierna derecha y coja el tobillo con la mano derecha manteniendo la pelvis apoyada en el suelo. Cambie de pierna.

→ Para hacer el ejercicio más fácil, puede tirar de la pierna ayudándose de una toalla.

Ejercicio 11

→ Extensores de la columna

1. Túmbese boca arriba, flexione las piernas y rodéelas con los brazos.

2. Tire de ellas hacia el tronco, procurando curvar lo más posible la espalda.

Si la postura le resulta cómoda puede prolongar el tiempo de permanencia en la posición de estiramiento y finalizar el programa con un breve relajamiento.

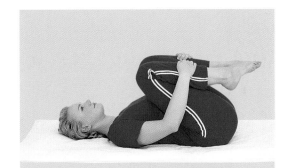

Entrevista

Adelgazar haciendo deporte

Pregunta: ¿Qué importancia tiene para ti el deporte a la hora de adelgazar?

Iris: Creo que sin el deporte casi no podría vivir. Antes de desayunar ya salgo a correr con lo que probablemente quemo muchas calorías. Además, en lo que primero noto los beneficios de la dieta es en que mejora mi forma física. Y eso me motiva a seguir. Es como un círculo vicioso, pero en positivo: el deporte me demuestra que adelgazar aumenta mi energía y mi resistencia. Y eso me motiva a ponerme más en forma y adelgazar más.

Pregunta: ¿Qué les recomiendas a las personas con sobrepeso que no practican deporte?

Iris: Es absolutamente imprescindible hacer más ejercicio físico de forma regular, aunque sólo sea un paseo o ir en bicicleta al trabajo. Con el tiempo se nota que la condición física mejora y entonces la satisfacción al hacer deporte viene sola.

Sinopsis

Póngales alas a los kilos de más

→ Si quiere adelgazar haciendo deporte necesitará perseverancia. Dado que un cuerpo poco entrenado al principio de la actividad deportiva quema sobre todo hidratos de carbono y sólo empieza a quemar grasas al cabo de 20 o 30 minutos, es preferible que practique deportes que no le hagan perder en seguida las ganas. Entrene para mejorar su resistencia, de modo que al cabo de poco tiempo pueda realizar sesiones más largas y quemar más grasas.

→ Los ejercicios musculares aumentan la masa muscular. Cada fibra muscular constituye un excelente horno de combustión de calorías. Incluso durante el sueño, un cuerpo musculoso consume más energía que un «fideo». Por eso, unos músculos bien entrenados garantizan no sólo un cuerpo estético, sino también el éxito a largo plazo a la hora de adelgazar. Otra ventaja del esfuerzo es que podrá entrenar específicamente las zonas en las que los posibles michelines necesiten un mejor sustento. Además, mediante el entrenamiento muscular previene la pérdida de tersura de la piel, que puede aparecer siempre que las células adiposas disminuyan sin que se genere músculo.

El mejor quemagrasas

El deporte es el único quemagrasas real. Sólo a través del movimiento podemos hacer que nuestro organismo queme más grasas de lo habitual. De este modo es posible con sólo andar media hora al día aumentar el consumo energético en 5000 calorías al mes. Y con sólo ir además dos veces por semana media hora a nadar se queman otras 2500 calorías. Y sólo con ello puede perder 1 kilo de grasa al mes.

3 x 30 minutos

Para que desaparezca la grasa, necesita un deporte que pueda practicar 3 veces por semana durante al menos 30 minutos. Por consiguiente, será más beneficioso un paseo largo que correr 10 minutos.

Sensación corporal

Practicar ejercicio regularmente durante la dieta no sólo se notará en la balanza, sino que también hará que aumente su condición física y mejore su sensación corporal.

Al inicio de una dieta no es aconsejable iniciar un deporte demasiado fuerte, pero unos ejercicios gimnásticos y una pequeña excursión en bicicleta son perfectos contra la frustración.

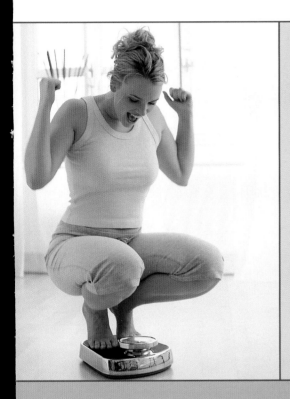

Si practica deporte a menudo, puede comer regularmente las recetas rojas (página 142) sin poner en peligro por ello el éxito de la dieta. La frecuencia con la que se pueda permitir las excepciones rojas se decidirá en función de la báscula, su ambición a la hora de adelgazar y su constancia con el deporte.

¿Qué deportes son adecuados cuando se tiene sobrepeso?

→ Las personas cuyas articulaciones ya soportan la sobrecarga que supone un exceso de kilos, no deberían maltratarse adicionalmente con saltos, movimientos bruscos, entrenamientos unilaterales o pesas demasiado pesadas. Recomendamos a las personas que lleven años sin practicar ningún deporte que realicen un chequeo médico y consulten con su médico qué deporte es el más adecuado.

→ La marcha, la bicicleta, el esquí de fondo, la gimnasia, la natación, la gimnasia acuática, el senderismo, los bailes lentos, los ejercicios musculares suaves y el cardio (en gimnasios).

→ Para personas con sobrepeso con apenas condición física son menos adecuados: el tenis, el squash, el footing (sobrecarga de las articulaciones), el esquí alpino y los deportes rápidos de equipo. No obstante: si ya practica uno de dichos deportes sin molestias, no tiene por qué abandonarlo siempre que el médico no lo desaconseje.

185

Índice de términos

Temas de las entrevistas

Índices

Índice de recetas

187

Índices

Direcciones de interés

Sociedad Española de
Nutrición (SEN)
C/ Serrano 17, 2a dcha.
28001 Madrid
Teléfono: 91.4323345
www.sennutricion.org

Sociedad Española de Dietética y
Ciencias de la Alimentación (Sedca)
SEDCA. Grupo de Nutrición. E. U.
Enfermería.
Facultad de Medicina 3ª plta.
Ciudad Universitaria
28040 Madrid
APTDO. N º 60055
28080 Madrid
Teléfono: 91.3862857
sedca@nutricion.org
www.nutricion.org

Sociedad Española de Endo-
crinología y Nutrición (SEEN)
Secretaría SEEN y FSEEN
(HONUVI):
C/ Villanueva, 11, 3º
28001 Madrid
Teléfono: 91.4313294
seen@arrakis.es
www.seenweb.org

Sociedad Española de Nutrición
Básica y Aplicada (SENBA)
Apdo. de correos 48084
28080 Madrid
Teléfono: 91.4130815
info@senba.es
www.senba.es

Sociedad Española de Nutrición
Comunitaria
Parc Científic de Barcelona
(Universitat de Barcelona)
C/ Baldiri Reixac 4-6
08028 Barcelona
senc@pcb.ub.es
www.nutricioncomunitaria.com

Federación Española de Sociedades
de Nutrición, Alimentación
y Dietética (Fesnad)
Unidad de Nutrición clínica
y dietética.
Hospital Universitario La Paz.
Pº de la Castellana, 261.
28046 Madrid
info@fesnad.org
www.fesnad.org

Agencia Española de Seguridad
Alimentaria AESA
Calle Alcalá Nº 56
28071 Madrid
comunicacionAesa@msc.es
www.aesa.msc.es

Asociación Española de Expertos
en Seguridad Alimentatia (AEESA)
C/ Londres, 17
28028 Madrid
Teléfono: 91.3612600
Fax: 91.3559208
info@aeesa.org
www.aeesa.org

Direcciones de Internet de interés

www.salusline.com
www.aceitedeoliva.com
www.dietamediterranea.com
www.coolfoodplanet.org
www.buenasalud.com

Pie de imprenta

Título original:
Die Ideal Diät – einfach abnehmen

© 2006 GRÄFE UND UNZER
VERLAG GmbH, Múnich.
Se reservan todos los derechos.
Reproducción, aunque sólo sea
parcial, o distribución mediante
película, radio, televisión, medios
fotomecánicos, mediante soporte
sonoro o sistemas de procesamiento
de datos de cualquier tipo, sólo
previa autorización expresa por
escrito de la editorial.

Redactor jefe
Ulrich Ehrlenspiel
Redacción
Barbara Fellenberg
Lectorado
Angelika Lang
Diseño
independent Medien-Design,
Claudia Fillmann
Producción
Susanne Mühldorfer
Composición
Bernd Walser Buchproduktion
(Múnich, Alemania)
Reprografía
Fotolito Longo (Bolzano, Italia)

Redacción de la edición española:
Christiane Manz para
Bookwise GmbH, Múnich
Traducción del alemán:
Mónica Parcet
Maquetación: Bookwise GmbH,
Múnich

Printed in Slovenia

Producción fotográfica
Nicolas Olonetzky (fotos de
personas)
Chantal Ritter (estilismo)
Christine Letzner (maquillaje)

Studio L`EVEQUE Harry Bischof
(fotos de alimentos)
Tanja Major (estilismo)

Otras fotos
GU: contraportada abajo
(A. Hoernisch), págs. 115, 116
abajo (Studio Schmitz), 162
(C. Dahl)
Jump: págs. 34, 50
Stockfood: págs. 38, 57 dcha.
Christian Teubner: págs. 86, 87, 89,
98, 106, 121, 125, 127, 130 ab., 134,
140, 143
Zefa: foto de la portada

ISBN (10)   3-8338-0441-6
ISBN (13)   978-3-8338-0441-0

Edición   4.   3.   2.   1.
Año   09   08   07   06

**Nuestro agradecimiento por
el apoyo en la producción
fotográfica a:**
- Kokon GmbH, Lenbach-Palais
Múnich
- C & A
- Hennes & Mauritz
- New Yorker

Nota
El presente libro ha sido impreso
sobre papel blanqueado sin cloro
y no está envuelto en celofán por
motivos ecológicos.

Nota importante
Las ideas, métodos y sugerencias
contenidas en el libro represen-
tan la opinión o la experiencia
de los autores de acuerdo a su
leal saber y entender. Si bien han
sido revisados con el mayor
esmero por los mismos, no
constituyen en ningún caso un
sustituto de los consejos médicos
impartidos por un especialista.
Cada lector asume la responsabi-
lidad plena sobre lo que hace o
deja de hacer, sin que ni los
autores ni la editorial se respon-
sabilicen de posibles perjuicios o
daños derivados de los consejos
prácticos que se presentan en
este libro.

GRÄFE
UND
UNZER

GANSKE PUBLISHING GROUP COMPANY

Índices

Bibliografía recomendada

Aranceta, Javier; Serra Majen, Lluis; Ortega, Rosa; Entrala, Alfredo y Gil, Angel. *Las Vitaminas en la Alimentación de los Españoles. Estudio Eve.* Ed. Médica Panamericana 2002.

Figuerola Pino, Daniel. *Alimentación y diabetes: el placer de comer manteniendo el control.* Ed. Debolsillo.

Gallop, Rick. *La dieta del índice glucémico (I.G.).* Editorial Sirio, S.A.

Junvent Saburit, Ma Victoria, Montilla Reina, Ma José y Bertrán Moreno, Jordi. *1887 ejercicios de fitness.* Ed. Paidotribo.

López Cillanueva, Nieves y Santonja Gómez, Rafael. *Enciclopedia de Nutrición. Guía práctica.* Ed. Mega-Fitness.

Montignac, Michel. *El aceite de oliva: un tesoro para el corazón, con 48 recetas saludables.* Ediciones Península, S.A.

Panadero, Rafael. *Obesos: la enfermedad del siglo XXI.* Ediciones Península, S.A.

Pinto Fontanillo, José Antonio y Carvajal Azcona, Ángeles. *Nutrición y Salud. El desayuno saludable.* Ed. Nueva Imprenta S.A. 2003

Pinto Fontanillo, José Antonio y Carvajal Azcona, Ángeles. *Nutrición y Salud. La dieta equilibrada, prudente o saludable.* Ed. Nueva Imprenta S.A. 2003

Soto Mas, Francisco y Toledano Galera, Juan. *En forma después de los 50.* Editorial Gymnos, S.L.

van den Boom, Anneke. *COMER BIEN. Guía Práctica de la Composición de los Alimentos.* Ediciones Nuer.

VV.AA. *Come sano y adelgaza (La botica de la abuela).* Editorial Planeta, S.A.

VV.AA. *Sesiones de estiramientos.* Editorial Gymnos, S.L.

Libros digitales

FAO/OMS (Eds.).Qué es el Códex Alimentarius. 1999
http://www.fao.org/documents/show_cdr.asp?url_file=/docrep/w9114s/w9114s00.htm

FAO/OMS (Eds). Grasas y aceites en la nutrición humana. 1993
http://www.fao.org/docrep/V4700S/V4700S00.htm

Los autores

Dr. Michael Hamm (catedrático) es nutricionista. Al margen de su actividad docente en la Universidad de Hamburgo, es conocido como ponente y autor de libros. Es asesor de la revista «Fit for Fun» en temas de nutrición y conocido como autor de efectivos programas dietéticos. El Dr. Hamm es miembro de numerosos grupos de trabajo y organizaciones dedicadas a la nutrición deportiva y a la prevención y tratamiento del sobrepeso mediante la alimentación y el deporte.

Friedrich Bohlmann es nutricionista. Trabaja como asesor nutricional, escritor, periodista para diversas revistas y como experto nutricionista en programas televisivos. Su principal objetivo es transmitir de forma interesante y comprensible información actual sobre nutrición para aumentar la comprensión y la confianza del público a la hora de comer y beber.

Agradecimientos

Nuestras más sinceras gracias a Katrin Glang por la concepción y a Tanja Quade por el apoyo y el asesoramiento relativos al programa deportivo.